Ronny Tekal

Deine innere Apotheke

AF645571

DR. MED. RONNY TEKAL

Deine innere Apotheke

Die beste Medizin
steckt in uns selbst:
So aktivierst du deine
Selbstheilungskräfte!

GOLDEGG

Umschlaggestaltung: Kathrin Steigerwald, Hamburg
Bildrechte Umschlag: Adobe Stock / viktorijareut
Rechte Autorenfoto: Richard Varadappa

Alle Rechte, insbesondere das Recht der Vervielfältigung und Verbreitung sowie der Übersetzung, vorbehalten. Kein Teil des Werks darf in irgendeiner Form (durch Fotokopie, Mikrofilm oder ein anderes Verfahren) ohne schriftliche Genehmigung des Verlags reproduziert werden oder unter Verwendung elektronischer Systeme gespeichert, verarbeitet, vervielfältigt oder verbreitet werden.

Die Autor:innen und der Verlag haben dieses Werk mit höchster Sorgfalt erstellt. Dennoch ist eine Haftung des Verlags oder der Autor:innen ausgeschlossen. Die im Buch wiedergegebenen Aussagen spiegeln die Meinung der Autor:innen wider und müssen nicht zwingend mit den Ansichten des Verlags übereinstimmen.

Der Verlag und seine Autor:innen sind für Reaktionen, Hinweise oder Meinungen dankbar. Bitte wenden Sie sich diesbezüglich an verlag@goldegg-verlag.com.

Der Goldegg Verlag achtet bei seinen Büchern und Magazinen auf nachhaltiges Produzieren. Goldegg-Bücher sind umweltfreundlich produziert und orientieren sich in Materialien, Herstellungsorten, Arbeitsbedingungen und Produktionsformen an den Bedürfnissen von Gesellschaft und Umwelt.

ISBN: 978-3-99060-348-2

© 2023 Goldegg Verlag GmbH
Unter den Linden 21 • D-10117 Berlin
Telefon: +49 800 505 43 76-0

Goldegg Verlag GmbH, Österreich
Mommsengasse 4/2 • A-1040 Wien
Telefon: +43 1 505 43 76-0

E-Mail: office@goldegg-verlag.com
www.goldegg-verlag.com

Layout, Satz und Herstellung: Goldegg Verlag GmbH, Wien
Printed in the EU

Inhaltsverzeichnis

Einleitung

Wenn der Schuh oder etwas anderes drückt, tragen viele Patientinnen und Patienten ihre Körper zum Reparieren in die Klinik und warten geduldig, bis sie vom medizinischen Personal geheilt werden. Oder sie kommen zu Leuten wie mir in die Praxis der Allgemeinmedizin und lassen sich dort versorgen. Das gelingt in vielen Fällen recht gut, vor allem bei akuten Erkrankungen. In manchen Fällen allerdings mehr schlecht als recht.

Was wir dabei allzu oft vergessen: Das Potenzial zur Heilung liegt in uns. Wir können den Körper auf vielfältige Weise dabei unterstützen, gesund zu sein oder es zu werden. Dieses Buch handelt von den Schätzen, die unser Körper dafür bereithält.

Viele der Medikamente, die von Ärztinnen und Ärzten verschrieben werden, lagern im körpereigenen Apothekenschrank. Unser Körper benutzt sie ohne unser Wissen und ohne Rezept. Man kann die heilenden Substanzen aber auch gezielt aus ihren Verstecken locken. Dabei handelt es sich durchwegs um ernst zu nehmende Mittel, für deren Besitz Sie mancherorts ins Gefängnis wandern würden.

Doch einmal ernsthaft gedacht: Tatsächlich wäre es unlogisch, wenn unser Körper Schlösser besäße, die eigens für Schlüssel konstruiert wurden, die erst erfunden werden müssen. So kompliziert funktioniert die Evolution nicht. Vielmehr sind die internen Schlösser – die Rezeptoren – immer in Gebrauch. Man kann davon ausgehen, dass diese Rezeptoren nicht Jahrmillionen darauf gewartet haben, bis sie ein findiges pharmazeutisches Unternehmen besetzt. Vielmehr ist es so, dass es im Körper selbst Stoffe gibt, die passen. Medikamente sind nichts anderes als eine mal billigere, mal ausgefeiltere Kopie jener Schlüssel, die wir selbst in unserem Körper bereithalten.

So haben wir starke Schmerzmedikamente, Schlaf- und Aufputschmittel oder auch Antidepressiva in unserem ganz persönlichen Fundus. Dies relativiert auch die Notwendigkeit, »Mother's Little Helper« von außen zuführen zu müssen. Denn der Blick in unsere innere Apotheke zeigt, dass wir all jene Substanzen, die normalerweise an jenen Bindungsstellen ansetzen, auf die die meisten Medikamente abzielen, bereits in uns tragen. Es ist ein tröstlicher Gedanke, dass wir in uns selbst einen Apothekenschrank mitführen. Sie werden beim Lesen dieses Buches aber nicht nur staunen, was Ihr Körper alles bereithält, sondern auch darüber, wie Sie all das gezielt bestellen können.

Die Wirkmacht und wundersamen Funktionsweisen unseres Körpers werden in Kapitel 1 des Buches genauer unter die Lupe genommen. Was gesund ist, wie Selbstheilung funktioniert und was es dazu braucht, erfahren Sie dort.

Wie man die hochwirksamen Substanzen in unserem Körper dazu bringt, aktiv zu werden und eine Wirkung zu entfalten, wird anschließend beschrieben, wenn es um unsere höchstpersönliche innere Apotheke geht. Sie wartet in unserem Körper darauf, geöffnet zu werden. Ab Kapitel 2 lernen Sie nicht nur die unterschiedlichen Mittel kennen, die darin für jede Lebenslage rund um die Uhr bereitstehen, sondern auch deren Bestellvorgang: Oft sind es nur kleine Veränderungen, die wir vornehmen müssen, um große Lieferungen aus der inneren Apotheke zu erhalten.

All jenen, die nun ratlos vor ihrem inneren, prall gefüllten Apothekenschrank stehen und nicht wissen, wo der Schlüssel dazu zu finden ist, sei schon jetzt gesagt: Es ist oft einfacher als gedacht. Einige Beispiele sind bekannt: Wer einen Mangel an Vitamin-D aufweist, das im Körper in seiner aktiven Form hormonelle Wirkungen entfaltet, der kann in die äußere Apotheke gehen und sich Vitamin D3-Tropfen kaufen. Oder er kann sich eine Zeit lang in die Sonne legen und den Körper den Rest erledigen lassen. Wer nicht einschlafen kann, braucht nicht sofort auf Schlaftabletten zurückgreifen, sondern kann durch ausreichende Dunkelheit sein eigenes Melatonin als Betthupferl aus der Zirbeldrüse bestellen. Wer also weiß, wann er das Licht ab- und die Sonne aufzudrehen hat, erspart sich eine Menge Apothekerkosten und Nebenwirkungen. Die innere Apotheke hält praktisch für jede Lebenslage Mittel und Arzneien bereit – von Hormonen bis zu körpereigenen Antibiotika hat Mutter Natur hier für alles gesorgt.

Und: Es gibt zahlreiche kleine Kniffe, die dabei helfen, dass der Körpe sich selbst ein Rezept dafür ausstellt, in seine eigene Apotheke pilgert und das benötigte Mittel abholt. Manche der dazu erforderlichen Maßnahmen sind nicht die unangenehmsten: essen, schlafen, spielen, kuscheln, Sex und Sport sind Hebel, die die Tür zur körpereigenen Apotheke öffnen. Dieses Buch soll einen Einblick in ihre Lagerbestände geben und einfache Wege aufzeigen, wie sich die Mittel rund um die Uhr bestellen lassen.

In Kapitel 3 lernen Sie die ausgeklügelten Abwehrsysteme Ihres Körpers kennen. Ihr Körper ist ein Meister der Selbstverteidigung, der für alle Fälle und rund um die Uhr Ihre Gesundheit schützt und sie auch wiederherstellen kann. Damit all das reibungslos funktioniert, können Sie Ihren Körper umgekehrt auch unterstützen.

Richtig essen, bewegen und entspannen ist das Thema im abschließenden Kapitel 4. Sehen Sie es als Rezeptgebühr an, als Obolus, den es zu leisten gilt, um das eigene Gesundheitssystem zu finanzieren.

Die Kapitel sind gespickt mit **Übungen und Experimenten** 👤 sowie mit Abstechern ins weite Reich der **Medizin und Forschung** ★.

Legen wir also gleich los mit einem Quick Guide für den Körper. Denn bevor man sein Rezept in einer Apotheke einlösen kann, muss man erst einmal wissen, wo sie sich befindet.

I.

Gesund aus eigener Kraft: **Die Wirkmacht Ihres Körpers**

Was uns gesund macht, ist kein Geheimwissen, das nur Eingeweihte im großen Zauberbuch einsehen können. Auch wenn wir Medizinerinnen und Mediziner gerne Latein miteinander sprechen – und Patientinnen und Patienten nur Latein verstehen –, lässt sich leicht herausfinden, was man tun muss, um mit seinem Körper in Einklang zu sein.

Selbst die noch etwas unbeholfene künstliche Intelligenz ChatGPT weiß es. Ich habe sie gefragt:

> **T** Was ist der Schlüssel für ein gesundes Leben?

Sie hat geantwortet:

> Der Schlüssel für ein gesundes Leben ist eine ausgewogene Lebensweise, die sich auf eine gesunde Ernährung, regelmäßige körperliche Aktivität, ausreichend Schlaf und Stressbewältigung konzentriert. Eine gesunde Ernährung sollte reich an Obst, Gemüse, Vollkornprodukten, magerem Eiweiß und gesunden Fetten sein, während zuckerhaltige und fettreiche Lebensmittel in Maßen genossen werden sollten. Regelmäßige körperliche Aktivität ist wichtig für die körperliche Gesundheit, insbesondere für das Herz-Kreislauf-System und die Muskulatur. Ausreichend Schlaf hilft dem Körper, sich zu erholen und zu regenerieren, um den Stress des Alltags besser bewältigen zu

können. Stressbewältigung kann durch Aktivitäten wie Meditation, Yoga oder Entspannungsübungen erfolgen und hilft dabei, den Geist zu beruhigen und die körperliche und geistige Gesundheit zu fördern. Letztendlich ist es wichtig, dass jeder Mensch seinen eigenen Weg findet, um eine ausgewogene Lebensweise zu erreichen und aufrechtzuerhalten, um ein gesundes und erfülltes Leben zu führen.

Dem ist eigentlich nichts hinzuzufügen.

Wie sich Ihr Körper selbst reguliert und heilt

Unser Körper ist pathologisch harmoniebedürftig und darauf ausgelegt, ein Gleichgewicht zwischen verschiedenen Systemen aufrechtzuerhalten – etwa zwischen dem sympathischen und dem parasympathischen Nervensystem, die in einem feinen Zusammenspiel miteinander interagiert. Das sympathische Nervensystem aktiviert den Körper in Stresssituationen, während das parasympathische Nervensystem für Entspannung und Regeneration zuständig ist. Beides brauchen wir – aber eben zur richtigen Zeit: Seinen Blutdruck auf 180 zu treiben, weil ein Familienmitglied das Toilettenpapier verkehrt herum in die Halterung eingelegt hat, ist ebenso fehl am Platz wie ein entspanntes Nickerchen auf der Skipiste während einer he ranrollenden Lawine.

Bei der Regulation unseres Körpers spielen auch Hormone eine wichtige Rolle. So beeinflussen Cortisol, Insulin, Östrogen und viele weitere Hormone wichtige Pro zesse im Körper. Stoffwechsel, der Ausgleich des Blutzuckerspiegels und Fortpflanzung können nicht ohne sie geschehen. Dazu kommen über 100 zusätzliche Botenstoffe, die es zu konzertieren gilt. Wenn man also darüber klagt, welche Probleme einem die Hormone bereiten, sollte man umgekehrt überlegen, dass man so ganz ohne Hormone auf der Stelle tot umfallen würde.

Ein weiterer wichtiger Mechanismus, der unser Wohlbefinden beeinflusst, ist die Darmflora. Eine gesunde Darmflora sorgt nicht nur für eine optimale Verdauung, sondern hat auch Auswirkungen auf das Immunsystem, die Stimmung und das Gewicht. Warum man sich so lange Zeit nur wenig um die offenkundig wertvolle Funktion des Mikrobioms (mehr zum Thema Mikrobiom in Kapitel 3) gekümmert hat, mag auf dem Gefühl fußen, dass man doch eher selbst für seine Gesundheit zuständig sein möchte und nicht ein Haufen ekliger Organismen, die man im Normalfall mit ätzenden Scheuermitteln von der Toilettenbrille zu entfernen versucht, damit der Po nicht nur hygienisch, sondern sogar klinisch rein ist.

Daneben gibt es auch die psychischen Faktoren, die unser Wohlbefinden regulieren. Vor allem Stress spielt eine wichtige Rolle. Bei akutem Stress setzt der Körper Stresshormone frei, die uns helfen, schnell zu reagieren. Langfristiger Stress kann jedoch zu einer Überlastung führen und negative Auswirkungen auf die Gesundheit haben. Die Resilienz hält uns als wichtiger Mechanismus biegsam und anpassungsfähig, damit wir uns wie ein gesunder Baum mit dem Wind bewegen können und nicht bei einem Sturm umknicken.

Doc inside

Ihr Körper ist ein Arzt

Vielen ist die Fähigkeit ihres Körpers, sich selbst heilen zu können, gar nicht bewusst. Dabei erleben wir, dass Wunden verheilen, Viren unschädlich gemacht werden oder gebrochene Knochen wieder zusammenwachsen. Pflaster, Ibuprofen oder ein Gips sind gute Hilfsmittel – die tatsächliche Gesundung erledigen wir jedoch selbst. Im Körper sind dafür zahlreiche Möglichkeiten angelegt, wie er sich selbst heilen kann:

Entzündungsreaktionen

Der Körper reagiert auf Verletzungen oder Infektionen durch eine Entzündungsreaktion. Diese Reaktion hilft, beschädigtes Gewebe zu reparieren und Infektionen zu bekämpfen. Auch wenn Schwellung, Rötung, Schmerz oder Überwärmung lästig sein mögen – sie haben einen tieferen Sinn.

Wundheilung

Der Körper kann Wunden auf natürliche Weise heilen, indem er das beschädigte Gewebe ersetzt und die Blutgefäße repariert. Man kann ihm dabei helfen, indem man die Stelle ruhig stellt oder abdeckt. Der zwanghafte Drang, an den Stellen herumzudrücken, zu reiben oder zu kratzen (»Skin Picking«), ist hier ebenso kontraproduktiv wie das früher gern praktizierte Auflegen von Kuhfladen auf eine offene Wunde.

Zellreparatur und -regeneration

Beschädigte Zellen kann der Körper durch Zellreparatur und -regeneration ersetzen. Bestimmte Zellen wie Haut- und Leberzellen haben eine hohe Regenerationsfähigkeit. Zwar kann der Organismus keine zweite Leber bilden, auf der man weitersaufen kann, aber die eine Leber, die uns gegeben ist, ist erstaunlich regenerationsfähig.

Immunsystem

Das Immunsystem ist ein komplexes Netzwerk von Zellen und Organen, das den Körper vor Infektionen und Krankheiten schützt. Es kann auch helfen, den Körper von Krebszellen zu reinigen. Jedenfalls solange dieses System nicht unterdrückt wird. Bekanntlich geschieht das durch das Medikament Kortison – eine Substanz, die wir auch in unserem Körper tragen: als Cortisol. Vor allem bei viel Stress und wenig Schlaf wird dieses Hormon auf den Plan gerufen und da es nicht lange fackelt, ist es unter anderem auch bereit, unsere Abwehrkraft zu unterwandern. Besser tut man daran, die Dinge ruhig anzugehen.

Autophagie

Bei der Autophagie handelt es sich um einen natürlichen Prozess, bei dem der Körper alte oder beschädigte Zellen und Zellkomponenten abbaut und recycelt. Dieser Frühlingsputz passiert dann, wenn wir unserem Körper ein wenig Erholung von der Nahrungsaufnahme gönnen: Fasten, Schlafen – und möglicherweise auch Substanzen wie Spermidin schalten den zellinternen Staubsauger an. Dieser arbeitet so, dass kaputte Eiweiße oder Organellen zunächst in spezielle Membransäcke entsorgt werden, um sie dort – ganz nachhaltig – wieder zur Energiegewinnung aufzumöbeln. Upcycling at its best.

Hormonelle Regulation

Der Körper verwendet Hormone, um viele seiner Funktionen zu regulieren. So sind Hormone bei der Wundheilung und dem Stoffwechsel beteiligt und auch, was das Gleichgewicht in unserem Immunsystem betrifft, haben sie ein Wörtchen mitzureden – Hormone sind die Sprache unseres Körpers. Und auch wenn man sich gerne über sie beklagt, weil sie einen so durchs Leben peitschen, sind sie nicht nur der Schlüssel für jegliche Vorgänge im Körper, sondern auch der Schlüssel, mit dem man von außen auf die innere Apotheke Zugriff bekommt.

Knochenregeneration

Möglicherweise baut man seit jeher auf die Selbstheilungskräfte des Körpers, wenn man sich Hals- und Beinbruch wünscht: Der Körper kann nämlich selbst Knochen durch Zellreparatur und -regeneration wieder aufbauen. Dazu muss man dem Körper die Möglichkeit geben, also die Knochenenden wieder halbwegs in die richtige Position bringen (Einrichten) und die Position mit Gips, Platten oder Schrauben eine Zeit lang fixieren. Den Rest erledigt der Körper postwendend selbst.

Neuroplastizität

Das Gehirn kann sich selbst durch Neuroplastizität regenerieren, d. h., es hat die Fähigkeit, sich an Veränderungen anzupassen und neue neuronale Verbindungen zu bilden. Gewohnheiten zu ändern, ist also möglich, mit jeder frischen Erfahrung bildet das neuronale Netzwerk frische Verknüpfungen aus. Während wir uns also anfangs schwertun, täglich eine halbe Kniebeuge zum Zähneputzen zu machen, verfestigt sich die Bahn mit jeder Wiederholung und die Übung wird über die Zeit zur lieb gewonnenen Tradition.

Darmflora

Eine gesunde Darmflora ist wichtig für die Aufnahme von Nährstoffen und die Abwehr von Krankheitserregern. Der Körper kann die Darmflora selbst durch eine ausgewogene Ernährung und eine gesunde Lebensweise regulieren. Man kann also nicht nur korrupte Amtsträgerinnen und Amtsträger anfüttern, sondern auch sein Mikrobiom – dann freut sich in jedem Fall der Richtige und was Sie für Ihren Einsatz bzw. gesundes Futter zurückerhalten, ist nichts weniger als Ihre Gesundheit. Ein guter Deal!

Zutaten

Die Komponenten der Selbstheilung

Für all die genannten Mechanismen, die im Dienst der Selbstheilung stehen, gibt es für uns auch die Möglichkeit, unterstützend einzugreifen:

Regelmäßige körperliche Aktivität

Sie hilft nicht nur, den Körper fit zu halten, sondern beeinflusst auch die Hormonproduktion und die Stimmung positiv.

Eine ausgewogene Ernährung

Viele Ballaststoffe, Vitamine und Mineralstoffe sind wichtig, um den Körper optimal zu versorgen.

Eine ausreichende und qualitativ hochwertige Nachtruhe

Beides ist wichtig für unsere körperliche und geistige Gesundheit. Im Schlaf regeneriert sich unser Körper und unser Gehirn verarbeitet Erlebtes.

Ein gesundes Immunsystem

Es schützt unseren Körper vor Krankheiten und Infektionen. Hierbei spielen nicht nur die Darmflora, sondern auch bestimmte Immunzellen und Botenstoffe eine wichtige Rolle.

Eine tiefe und bewusste Atmung

Sie kann dabei helfen, Stress abzubauen und den Körper zu entspannen. Dabei wird das parasympathische Nervensystem aktiviert, das für Entspannung und Regeneration zuständig ist.

Unsere Umgebung

Sie hat einen großen Einfluss auf unser Wohlbefinden. Eine angenehme Atmosphäre, angenehme Düfte und eine harmonische Farbgebung können dazu beitragen, dass wir uns wohl und entspannt fühlen.

Unsere sozialen Beziehungen

Beziehungen zu Menschen, Tieren, Pflanzen oder hübschen Gegenständen können sowohl positive als auch negative Auswirkungen auf unser Wohlbefinden haben. Eine gute soziale Unterstützung kann dazu beitragen, dass wir uns geborgen und unterstützt fühlen. Negative Beziehungen und hässliche Gebrauchsgüter erzeugen hingegen Stress und sind kontraproduktiv.

All die beschriebenen Möglichkeiten mögen Binsenweisheiten sein, doch es sind nun einmal Weisheiten, die tagtäglich ihre Richtigkeit unter Beweis stellen. So leicht es manchen Menschen auch fällt, diese gesundheitsfördernden Aspekte in ihr Leben zu integrieren, so sehr müssen sich andere dazu überwinden. Dafür fällt es so manchem Gesundheitsapostel schwer, sich gehen zu lassen, dem »dolce far niente« zu frönen oder über die Stränge zu schlagen. Doch auch das sind wichtige Zutaten für ein glückliches und gesundes Leben. Im besten Fall lernt also der eine vom anderen – unsere Gehirne sind plastisch genug, die Gewohnheiten zu adaptieren.

Rezepte

Die innere Apotheke öffnen

Aus den gerade beschriebenen Zusammenhängen lässt sich bereits eine erste Bestandsaufnahme machen, wie man möglicherweise auf die kostbaren Schätze aus unserer inneren Apotheke zugreifen kann:

Rohstoffe

Ohne entsprechende Zutaten lassen sich keine Medikamente herstellen. Zum Glück müssen wir dafür nicht auf Lieferungen aus China warten. Die Substanzen finden sich hierzulande im direkten Umfeld. Zwar können wir uns auch exotisches Jiaogulan, das Kraut der Unsterblichkeit, oder grünen Tee aus der japanischen Makinohara-Hochebene besorgen, doch man kann sich auch direkter, mit heimischen Mitteln versorgen – etwa Schafgarbe, Mönchspfeffer, Weintrauben, aber auch Hopfen, Malz und Wasser. Die wesentlichen Vitamine, Spurenelemente oder potenten pflanzlichen Stoffe finden sich quasi vor der Haustüre – regional, saisonal und bio.

Licht

Lichttherapie kann bei verschiedenen Beschwerden helfen, indem sie die körpereigenen Prozesse reguliert und die Stimmung verbessert. Im Fall von Vitamin D3 ist Licht sogar unabkömmlich. Die beste Lichtquelle ist nach wie vor nicht die 5000-Lux-Tageslichtlampe im Keller, sondern das Tageslicht-Tageslicht, also die Sonne. Zwar ist die Sonne auch in unseren Breiten regional und bio, aber saisonal erschreckend oft nicht zu sehen.

Gedanken

Positive Gedanken und Emotionen können den Körper förderlich beeinflussen und seine Selbstheilungskräfte aktivieren. Das Oberstübchen rein zu halten, ist also mindestens so wichtig wie die Pflege des restlichen Körpers. Positive Informationen aus z. B. guten Büchern und aufbauenden Gesprächen können dabei unterstützen, dass das Kopfkino nicht zum falschen Film wird, sondern mentale Stärke auch einen starken Körper entfaltet.

Bewegung

Regelmäßige körperliche Aktivität fördert die Durchblutung, stärkt das Immunsystem und kann Stress abbauen. Das alles trägt dazu bei, dass der Körper gesünder bleibt und sich schneller regeneriert. Bewegung ist aber nicht gleich Bewegung – sie reicht von den durchschnittlichen 700 Metern, die ein urbaner Mitteleuropäer täglich zu Fuß zurücklegt, bis zum Jakobsweg. Es macht auch einen Unterschied, ob es sich um Kraftsport, Ausdauertraining, High Impact, Low Impact, No Impact oder das Planschen im lauwarmen Thermalwasser handelt. Der Punkt ist: Jede dieser Aktivitäten bestellt Medikamente aus dem körpereigenen Arzneischrank - allerdings nicht dieselben.

Schlaf

Ausreichender Schlaf ist wichtig, um den Körper zu regenerieren und seine Selbstheilungskräfte zu aktivieren. Das Schöne daran: Wir erledigen die notwendigen Sachen tatsächlich im Schlaf - wie etwa das Aufräumen im Körper. Welch Luxus! Während wir unser Nickerchen machen, werden in unseren Zellen Reparaturmechanismen aktiv, die Fehler an der Erbsubstanz erkennen und damit Krebs im Keim ersticken; wir nehmen ab, ohne uns am Hometrainer zu schinden; die Autophagie sorgt dafür, dass altes Material und schlecht gefaltete Eiweiße in den Zellen nicht nur abgebaut, sondern auch zur Energiegewinnung herangezogen werden. Darüber hinaus ist der Schönheitsschlaf Balsam für die Haut - wenngleich sie beim Aufwachen noch etwas verknittert wirkt. Letztlich räumen wir im Schlaf auch unser Gehirn auf. Die Erfahrungen des Tages werden geordnet und in die entsprechenden Akten eingeheftet. Das Einzige, das wir dafür tun müssen, ist: zu schlafen!

Stressabbau

Stress kann die Gesundheit und die Selbstheilungskräfte des Körpers beeinträchtigen. Zu viel Aufregung sorgt zwar nicht dafür, dass die Apotheke schließt, sie kann dann aber etwas einseitig in der Abgabe der Präparate sein. Vor allem Cortisol wird als Massenware abgegeben, wenn es rund hergeht wie in einer Großküche, wenn die Belegschaft die Kantine stürmt. So wie die feine Küche dann rasch mal unter die Räder gerät, verhält es sich auch mit der Gesundheit. Es lohnt sich daher, Techniken zur Stressbewältigung zu erlernen und in den Alltag zu integrieren. Denn Stress ist an sich nichts Schlechtes, wenn man mit ihm umzugehen versteht - oder wie man auf Neuhochdeutsch sagt: »Stress, you can!«. Ob dies nun mit Meditation, Yoga, Autogenem Training oder Biofeedback erfolgt oder man einfach sagt: »Was kratzt es mich in einem Jahr, was mich heute gejuckt hat!« ist dabei einerlei - Hauptsache, Sie lassen sich nicht aus der Ruhe bringen.

Naturheilmittel

Es gibt verschiedene natürliche Heilmittel, die den Körper bei der Selbstheilung unterstützen können, wie beispielsweise Kamille, Johanniskraut oder Echinacea. So wie in Indien viele Familien stolz sind, ihr eigenes Curry zuzubereiten, hält man hier große Stücke auf die Hausmittel, die von Generation zu Generation überliefert werden. Doch Vorsicht: Nicht alles, was pflanzlich ist, ist auch frei von Nebenwirkungen. So hat man gerade mal eine Gelegenheit, einen Knollenblätterpilz-Tee auszuprobieren: das erste und das letzte Mal. Dass die pharmazeutische Industrie nicht gerade erfreut ist, wenn man Topfen statt einer teuren Salbe auf das geschwollene Knie aufträgt, ist nicht verwunderlich. Vielleicht kontern die Konzerne mit Slogans zur Imagekorrektur: »Mit dem Essen spielt man nicht!« oder »Schmieren Sie keinen Topfen auf Ihre Entzündung, wir rühren schließlich auch kein Kortison in Ihren Milchrahmstrudel!«.

Berührungen

Durch Massagen können Spannungen gelöst werden, die Durchblutung wird angeregt und die körpereigenen Heilkräfte werden aktiviert. Die Heilmassage ist eine anerkannte nicht medikamentöse Methode, die vor allem deshalb wirkt, weil auf die körpereigenen Medikamente zurückgegriffen wird. Neben lokalen Effekten und der Ausschüttung von Substanzen, die schmerzhafte Entzündungsreaktionen reduzieren, profitiert der ganze Körper vom Durchgeknetetwerden oder den sanften Berührungen. So sorgt die prompte Zustellung des Hormons Oxytocin für eine große Welle der Entspannung. Die Effekte, die sich erzielen lassen, sind so vielfältig, wie sie von kaum einem legal oder illegal verfügbaren Medikament erzielt werden können. Sie reichen von Stimmungsaufhellung über die Senkung des Blutdrucks bis hin zu stressmindernden und schlaffördernden Wirkungen. Wenn man knapp bei Kasse, die Kasse nicht willig und der Partner nicht verfügbar ist, kann man sich auch selbst massieren – funktioniert nicht ganz so gut, aber ein paar neuralgische Punkte zu beackern, kann durchaus hilfreich sein.

Entspannungstechniken

Entspannungstechniken wie progressive Muskelentspannung oder Atemübungen können helfen, den Körper und Geist zu entspannen und die Selbstheilungskräfte zu aktivieren. Da Menschen jedoch überaus individuell sind, ist auch Entspannung überaus individuell: Während das tatenlose Liegen unter der griechischen Sonne für die einen den Gipfel der Entspannung darstellt, ziehen andere liegenlose Taten vor und suchen Entspannung in der Aktivität. Insofern ist es wenig hilfreich, seine Lieben gutmeinend von der Qualität bestimmter Methoden zu überzeugen: »Mach doch einen gemütlichen Spaziergang« kann auch als gefährliche Drohung empfunden werden.

Kälte- und Wärmeanwendungen

Kälteanwendungen können Schmerzen lindern, Entzündungen hemmen und die Durchblutung fördern, was die Selbstheilungskräfte des Körpers unterstützt. Die gute, alte Sauna hat zweifelsfrei für viele ihre Qualität, das gute, alte Eisbaden indes etwas weniger Anhänger. Temperatur hat jedoch eine massive Wirkung auf unsere inneren Mechanismen, denn unser Körper reagiert auf wechselnde Kälte- und Hitzereize sehr stark. Ein guter Zugang also, um mit dem eigenen Organismus in Kommunikation treten zu können.

Rezeptoren

So wirken Medikamente im Körper

Die meisten Medikamente funktionieren bzw. wirken im Körper, weil sie an bestimmte körpereigene Rezeptoren und Andockstellen binden. Diese Rezeptoren und Andockstellen sind im Körper vorhanden und dienen normalerweise dazu, körpereigene Hormone, Neurotransmitter oder andere Botenstoffe zu binden und deren Wirkung zu vermitteln. Medikamente sind so konzipiert, dass sie an diese Rezeptoren binden und dadurch eine gewünschte Wirkung auslösen oder verstärken, indem sie die natürlichen körpereigenen Moleküle imitieren oder blockieren.

Es gibt auch andere Mechanismen. So wirken einige Präparate etwa durch direkte Interaktion mit Enzymen (etwa einige Mittel zur Senkung von Cholesterin), durch chemische Eigenschaften (Antacida, die die Magensäure neutralisieren) oder durch im Labor hergestellte Antikörper, die nicht nur bestimmte Erreger, sondern auch Zielmoleküle im Körper erkennen und neutralisieren, etwa bei Krebszellen. Dennoch gilt: Was der Körper nicht kennt, akzeptiert er in der Regel nicht. Einen Bauklotz zu schlucken, hätte vermutlich keine große Auswirkung, da er weder auf einen der vielen Rezeptoren draufpasst noch sonderlich gut geschluckt werden kann. Umgekehrt zielen Medikamente passgenau auf unsere Rezeptoren ab:

Antidepressiva

... wirken durch Erhöhung der Verfügbarkeit von Serotonin an dessen Rezeptoren im Gehirn. Sie bauen dabei auf die Wirkung von Serotoninwiederaufnahmehemmern. Das wiederum beeinflusst Stimmung, Schlaf und Appetit.

Insulin

... wird in der Bauchspeicheldrüse produziert und dockt an Insulinrezeptoren auf Zellen an, um den Glukosestoffwechsel zu regulieren. Das Medikament Insulin ahmt diesen Prozess nach und entfaltet dabei genauso wie das körpereigene Insulin eine blutzuckersenkende Wirkung.

Schmerzmittel

... wie Ibuprofen hemmen COX-Enzyme, die normalerweise von Prostaglandinen, den körpereigenen Entzündungsboten, aktiviert werden.

Koffein

... blockiert Adenosinrezeptoren im Gehirn und fördert dadurch Wachheit und Konzentration.

Opiate

... wirken auf Opiatrezeptoren und lindern Schmerzen (z. B. Morphine).

Statine

... die zur Senkung des Cholesterinspiegels verwendet werden, hemmen die HMG-CoA-Reduktase, ein Enzym, das an körpereigenen Rezeptoren andockt, um den Cholesterinstoffwechsel zu regulieren.

Dopamin

... (ein Ersatzstoff ist beispielsweise in Parkinson-Medikamenten enthalten) wirkt auf Dopaminrezeptoren und beeinflusst Stimmung, Antrieb und Bewegungskoordination.

Deutlich wird: Pharmazeutische Mittel können deshalb ihre Wirkung in unserem Körper entfalten, weil dieser über Systeme bzw. Rezeptoren verfügt, die eigentlich für körpereigene Mittel vorgesehen sind. Tatsächlich haben wir für alle Rezeptoren auch die passenden Präparate in uns selbst zur Verfügung – und das ist nichts weniger als eine breit gefächerte Palette unterschiedlicher Mittel: unsere innere Apotheke.

Beispiel Aspirin

»Läßt man 100,0 Salicylsäure mit 150,0 Acetanhydrid 3 Stunden unter Rückfluss, so ist die Salicylsäure quantitativ acetyliert.« Diesen Satz notierte der Chemiker Felix Hoffmann am 10. August 1897 in sein Labortagebuch und erfand damit Aspirin. Die Substanz war bereits lange als Naturheilmittel gegen Fieber bekannt, da es in der Weidenrinde vorkommt. Die jedoch sehr schleimhautreizende und mit anderen Problemen behaftete Substanz wurde durch den Chemiker der Firma Bayer veredelt und bekömmlich gemacht. Daran erinnert die Firmer Bayer noch heute, nach mittlerweile mehr als 125 Jahren, mit Stolz.

Dabei kann unser Körper Aspirin selbst herstellen. Eine britische Forschergruppe konnte im Jahr 2008 zeigen, dass man im Blut von Testpersonen Salicylsäure finden kann, selbst wenn sie zuvor kein Medikament eingenommen haben.[1] Vielmehr kann der Organismus mithilfe von Benzoesäure selbst zum mobilen Bayer-Pharmazie-Werk werden. Diesen Rohstoff bekommt man in üppigen Mengen, wenn man fermentierte Milchprodukte oder Beerenfrüchte zu sich nimmt. Oder – wem es schmeckt – auch Kosmetika, wo die Substanz als Konservierungsmittel enthalten ist.

Manchmal haben die körpereigenen Substanzen nicht so eine beeindruckende Wirkung wie die Präparate aus der Schachtel. Und tatsächlich braucht es manchmal eine Tablette Aspirin, um seine Kopfschmerzen wegzubekommen. Doch der Effekt wird gerne überschätzt. Zum einen wird nicht einmal ein Prozent der Substanz auch dort wirksam, wo man sie haben möchte. Damit muss das Medikament hoch dosiert sein, was dem Magen nicht unbedingt gefällt – Aspirin gehört zu jenen Substanzen, die gerne zu Gastritis führen. Daneben gibt es weitere Nebenwirkungen, die sehr rasch einsetzen – bereits nach 10 Minuten beginnt der »blutverdünnende« Effekt: Acetylsalicylsäure hindert die Blutplättchen daran, sich untereinander zu verkleben. Das ist sehr sinnvoll, wenn man eine Verstopfung in einem Blutgefäß verhindern möchte, um etwa eine tiefe Beinvenenthrombose oder einen Herzinfarkt zu verhindern. Weniger erfreulich, wenn man tags darauf bei einer Wirtshausrauferei von einem rabiaten Gast ein Messer in den Bauch gerammt bekommt – oder aber auch im Rahmen eines chirurgischen Eingriffs. Hier ist selbst mehrere Tage später Vorsicht geboten: Denn auch wenn das Medikament nach wenigen Stunden wieder abgebaut ist – die blutverdünnende Wirkung hält noch tagelang an.

Apropos Timing: Die schmerzlindernde Wirkung beginnt die Aspirin-Tablette erst nach etwa 20 Minuten zu entfalten. Doch viele berichten, dass sie bereits nach wenigen Minuten die befreiende Wirkung des Medikamentes verspüren. Handelt es sich hier um pharmakologische Fake News? Mitnichten! Vielmehr kommen wir in einen Bereich, in dem die Hilfe nur vermeintlich von außen kommt: Es ist die körpereigene Apotheke, die fleißig ausliefert – wir betreten die Wunderwelt der Placebos.

Wie Ihr Körper kommuniziert

Um mit unserem Körper in Interaktion zu treten, müssen wir wissen, welche Sprache er versteht. Vor allem zwei Muttersprachen sind üblich: nervös und hormonisch. Als Kommunikationssysteme dienen also zum einen die Nerven, zum anderen die Hormone. Und während die Nerven wie Glasfasern kabelgebunden rasch Informationen weiterleiten, kann man das Hormonsystem eher mit einem WLAN oder mit Radiowellen vergleichen, die von einem Sender (etwa dem Zwischenhirn) ausgesendet und von einem Empfänger (etwa einem Eierstock) empfangen werden.

Von der Geschwindigkeit her bestehen hier große Unterschiede. Während die Nerven blitzschnell die Impulse von A nach B transportieren, gleich einem Highspeed-Internetkabel, so kann es dauern, bis Hormone wirken; die Zustellung entspricht also hier eher dem Postweg.

Nerven

Der direkte Draht in die Zentrale

Nerven stellen einen direkten Draht zwischen dem Gehirn bzw. dem Rückenmark und den einzelnen Organen dar. Aus der Provinz werden die Informationen über Schaltstellen an die übergeordnete Zentrale geleitet, von der Zentrale wiederum erfolgen die Befehle mittels Nervenimpulsen an die Provinz. Möchte das Gehirn mit der Milz sprechen, so kann es davon ausgehen, tatsächlich auch die Milz am Rohr zu haben. Falsche Verbindungen sind nicht möglich – es sei denn, bei einem chirurgischen Eingriff wurde ein Teil des Hinterns in das Gesicht verpflanzt, sodass man beim Pobacken-Zusammenkneifen zu lächeln beginnt.

Tatsächlich aber erlauben es diese Nervenverbindungen, mit uns selbst zu kommunizieren. Klingt logisch: Denn wenn wir uns mit dem Hammer auf den Daumen schlagen, so gibt es eine körperliche Reaktion darauf. Wir verspüren den Schmerz, der über die sensiblen Nerven über den Thalamus, als Schnittstelle, in unser Bewusstsein gelangt. Der Schmerz wird empfunden, lokalisiert, die Hand durch ein motorisches Signal bewegt und aus der Gefahrenzone gebracht. Gleichzeitig wird eine Flut von Hormonen ausgeschüttet, die an der Stelle des Geschehens für Schadensbegrenzung sorgen. Es kommt zu einer Schwellung, die die Stelle gut polstert, zu einer Überwärmung und einer Rötung durch die Erweiterung der Blutgefäße, sodass Abwehrzellen rasch an die Unfallstelle gelangen. Außerdem erfolgt auch eine lokale Aktivierung von Schmerzrezeptoren, damit wir künftig wissen, dass man dort nicht draufhaut. Nebenbei erhöht sich schlagartig der Puls und das Blut gerinnt kurzfristig etwas schneller, für den Fall, dass dort eine offene Stelle entsteht und wir nicht verbluten. Uns wird flau im Magen und wir werden etwas blass, da der Körper seine Blutreserven auf die lebenswichtigen Organe konzentriert. Im Gehirn selbst erfolgen zur gleichen Zeit eine emotionale Bewertung des Schmerzreizes, ein Vergleich mit ähnlichen Erfahrungen und eine Abspeicherung des gerade Erlebten. Welch Feuerwerk der Emotionen durch einen kleinen Schlag!

Man muss sich dafür aber nicht selbst schädigen. Benützt man statt einem Hammer eine Feder und streicht langsam über die Haut, so werden ähnlich viele Mechanismen in Gang gesetzt, nur werden eben völlig andere Substanzen freigesetzt.

Um nun bestimmte innere Medikamente gezielt freizusetzen und nicht gleich einen ganzen Pulk, bedarf es der Information über die einzelnen Botenstoffe und einer gewissen Übung.

Bleiben wir bei der Beeinflussung unserer inneren Apotheke über die Nerven: So wie Signale vom behämmerten Daumen an unser Gehirn geleitet werden, lassen sich solche Signale auch über Muskelkontraktionen weiterschicken. So kann man versuchen, seine Mundwinkel nach hinten zu ziehen, wie bei einem breiten Lächeln. Zwar wird das den Endorphinspiegel nicht in ungeahnte Höhen treiben, nichtsdestotrotz sorgt es aber über die Rückmeldung der Propriozeptoren an das Gehirn dafür, dass eine Reihe anderer Botenstoffe ausgeschüttet wird. Das ist nämlich alles andere als eine Einbahnstraße: Man kann lächeln, weil man sich wohl fühlt – man kann sich wohlfühlen, weil man lächelt. Denn das Großhirn, in der irrigen Annahme, Herr über den Körper zu sein, bemerkt das Lächeln und schickt, um nicht ganz blöd dazustehen, die entsprechenden Glückshormone auf den Weg. So ähnlich kann man sich den Vorgang vorstellen. Tatsächlich funktioniert es. Nicht im tiefen Tal der Tränen einer Depression, aber auch hier bestimmt die Haltung des Körpers die Haltung im Inneren.

Hormone

Botschaften, die nachhallen

Hormone werden von speziellen Drüsen produziert. Im Gegensatz zu Speichel- oder Schweißdrüsen sondern sie ihr Produkt jedoch nicht nach außen ab (exokrin), sondern nach innen bzw. ins Blut (endokrin). Nebenniere, Schild- und Hirnanhangsdrüse gelten als hauptberufliche Produzenten. Mittlerweile geht man jedoch davon aus, dass im Prinzip jede Zelle in der Lage ist, eines der zahlreichen Hormone zu bilden – und damit zu kommunizieren.

Die »Radiowellen«, die damit ausgeschickt werden, breiten sich entweder lokal oder landes- bzw. körperweit über den Äther der Blutbahn aus. Sie wirken über die Entfernung. Der Sender in der Drüse macht mal gutes, mal launiges Programm. Theoretisch könnte das Programm für alle Organe zu hören sein. Doch nur bestimmte Zellen besitzen entsprechende Radioempfänger, sogenannte Rezeptoren, die auf die richtige Frequenz eingestellt sind.

Diese Zielzellen nehmen die Botschaft des Senders auf und entschlüsseln sie.

Das Hormonsystem braucht zwar um einiges länger, um Infos zu übertragen, als die blitzschnellen Nervenimpulse. Doch gut Ding will Weile haben – die Wirkungen der Boten halten umgekehrt oft sehr lange an, manchmal sogar zu lange. Während einerseits auch Adrenalin und Dopamin schnell im Einsatz sind und zu den Sprintern unter den Hormonen zählen, brauchen das Gros der Hormone mehr Zeit. Die Auswirkungen etwa der Sexualhormone sind erst nach Stunden oder Tagen zu spüren. Dasselbe gilt jedoch auch umgekehrt für die Dauer ihrer Effekte, wohingegen jene der »Sofort-Arzneien« in der Regel nach wenigen Minuten vorüber sind. Auch diese Wirkweise kennen wir von äußeren Medikamenten: Während z. B. Asthmaspray auf Salbutamol baut, das keinerlei Aufschub erlaubt und so innerhalb weniger Minuten für eine Erweiterung der Atemwege und damit für rasches Durch- und Aufatmen sorgt, wirken andere Medikamente erst nach Tagen so richtig: etwa Antidepressiva, Blutdruckmedikamente oder Cholesterinsenker. Zwar werden auch diese Präparate von vielen »bei Bedarf« eingenommen. Allerdings funktioniert das nicht so. Zum einen aufgrund der längeren Zeit bis zum Wirkeintritt, zum anderen ist nicht ganz klar, wann man bei einem Blutdruck oder zu hohen Cholesterinwerten tatsächlich auch einen »Bedarf« verspürt. Genauso wird der Versuch, mit einer Bedarfstablette aus der Nachttischlade des depressiven Lebenspartners aus einem Stimmungstief zu kommen, vermutlich scheitern.

Hormonirrtümer

In der medizinischen Praxis wird von Patientinnen- und Patientenseite oft der Wunsch nach einem Hormonstatus geäußert. Meist, wenn das Klimakterium zuschlägt oder die Haare schütter werden. Allerdings gibt es »den Hormonstatus« nicht, da ja im Prinzip alles im Körper hormonell geregelt wird. Wer auch nur über eine einzige Körperfunktion verfügt, bei der kein Hormon mitmischt, der werfe das erste Adrenalin! Es sind also, um gleich den ersten Irrtum zu nennen, wenn wir von Hormonen sprechen, irrigerweise meist nur die Sexualhormone gemeint, also Östrogen, Progesteron oder Testosteron – und damit nur ein kleiner Ausschnitt des Spektrums. Weitere Urban Legends zu den Hormonen sind:

Hormone sind nur wichtig für Frauen:
Dass Hormone nur für Frauen wichtig sind, kann schon mal so nicht stimmen, da man auch als alter, weißer Mann ohne Testosteron nicht überleben könnte. Oder Insulin. Oder Dopamin. Oder alle anderen Hundertschaften. In der Tat haben sowohl Männer als auch Frauen dieselben Hormone (wenn auch in anderen Mengenverhältnissen) und sie spielen eine wichtige Rolle in der Gesundheit beider Geschlechter.

Testosteron macht Haarausfall:
Um bei den Geschlechtshormonen zu bleiben: Testosteronmangel kann bei Männern zu einer Reihe von Symptomen wie Müdigkeit, Depressionen und reduzierter Libido führen. Die Geschichte mit dem Haarausfall durch die Sexualhormone Testosteron, Androsten-

dion oder DHEA ist nicht mehr ganz so sicher wie vor einigen Jahren. Vielmehr dürfte die Genetik eine größere Rolle spielen. Fazit: Ein kurzer Blick auf die vollendete Glatze des Partner-Vaters liefert mehr prognostische Sicherheit über die Dauer der Haarpracht als das Kaffeesudlesen in Hormonspiegeln.

Hormone verursachen Stimmungsschwankungen:
Wenn man Stimmungsschwankungen eher negativ sieht, so wäre das wohl vermessen. Tatsächlich können Hormone sowohl positive als auch negative Auswirkungen auf die Stimmung haben. Das Hormon Oxytocin kann etwa positive Emotionen wie Liebe und Verbundenheit auslösen. Wenn man das als »Stimmungsschwankung« titulieren mag, so hat man natürlich recht.

Hormone beeinflussen nur das körperliche Wohlbefinden:
Nicht nur, sondern auch. Denn ohne Hormone würden wir uns nicht nur körperlich unwohl fühlen. Wir hätten auch keinen Körper. Die Botenstoffe gehören zu uns dazu wie Knochen, Muskeln oder das Gehirn. Und zwar von der ersten Stunde der Empfängnis an. Eigentlich schon zuvor. Denn ohne Hormone wäre es nie zur Befruchtung der Eizelle gekommen. Also die Frage ist nicht Henne oder Ei, sondern Hormon oder wir. Sie beeinflussen darüber hinaus nicht nur das körperliche Wohlbefinden, sondern auch das psychische (Un)wohlsein. Das Hormon Cortisol, das in Stresssituationen ausgeschüttet wird, kann etwa zu Angst und depressiven Stimmungen führen.
Hormonelle Veränderungen sind pathologisch:

Zwar ist wohl jedem bewusst, dass im Zyklus hormonelle Veränderungen stattfinden. Diese sind deshalb aber nicht zwangsläufig pathologisch und müssen auch nicht so behandelt werden. Vielmehr sind hormonelle Veränderungen völlig normal und treten im Laufe des Lebens wiederholt auf – während der Pubertät, der Wechseljahre oder als ganz normaler Teil des Alterungsprozesses. Sie unterliegen sogar Tagesschwankungen: Während Melatonin in der Nacht vermehrt zu finden ist, ist morgens der Cortisolspiegel am höchsten und Insulin kommt sowieso prinzipiell nie rechtzeitig zum Essen, sondern erst danach, um die gelieferten Zuckerpakete aus dem Blut in die Zellen zu bringen.

Alle Hormone können im Blut gemessen werden: Einige Hormone, wie z. B. die Schilddrüsenhormone Thyroxin (T4), Trijodthyronin (T3) und das Hirnanhangdrüsen-Hormon TSH, können leicht im Blut gemessen werden. Andere Hormone, wie z. B. das Stresshormon Cortisol, schwanken im Laufe des Tages und sind schwerer zu bestimmen. Hormone lassen sich aber auch im Speichel oder dem Urin bestimmen. Die Sinnhaftigkeit, bei unspezifischen Beschwerden einmal »alle Hormone anschauen zu lassen«, ist allerdings zweifelhaft. Zwar kann man bei Zyklusstörungen, Wechselbeschwerden oder unerfülltem Kinderwunsch schon die Bestimmung der Sexualhormone in Erwägung ziehen und auch für Männer kann es in letzterem Zusammenhang sinnvoll sein, den Testosteronspiegel messen zu lassen. Eine routinemäßige Überprüfung macht jedoch wenig Sinn.

Cortisol ist ein schlechtes Hormon:
Auch wenn an vielen Stellen die Rede davon ist, wie günstig es ist, durch bestimmte Maßnahmen den Cortisolspiegel und damit den Stresslevel zu senken: Die Substanz hat ihre Berechtigung und ist besser als ihr Ruf. Ohne dieses Kampf-oder-Flucht-Hormon würden wir morgens ganz schön müde aus der Wäsche schauen. Es dämmt Schmerzen und Entzündungen ein. Es kurbelt die Fettverbrennung an und stellt rasch Energien zur Verfügung. Es führt zu Wachheit und steigert, zumindest kurzfristig, die Leistungsfähigkeit. Wir sind also in brenzligen Situationen resilient. All das sollten wir in die Waagschale werfen, bevor wir mit allen Mitteln versuchen, diesem vermeintlichen Feind in unserem Körper den Garaus zu machen.

Ihr Körper informiert

Über Wirkung und unerwünschte Nebenwirkungen

»Das ist eh nur pflanzlich« ist, etwa angesichts einer natürlichen Behandlung mit einem Fliegenpilz, eine gewagte Aussage. Tatsächlich haben auch Phytopräparate Nebenwirkungen. Es kommt – wie immer – auf die Dosierung an. Wobei diese im Fall des Pilzes eher bei null liegen sollte.

Auch innere Medikamente haben unangenehme, ja

mitunter sogar gefährliche Wirkungen, die bei unsachgemäßem Betrieb des Organismus auftreten können. So kann ein Kick Adrenalin zu viel sein, wenn das Herz-Kreislauf-System zuvor schon nicht sonderlich stabil war. »Zu Tode erschrecken« kommt zwar akut selten vor – dazu ist unser Körper zu gerne am Leben und verfügt über entsprechende Schutzmechanismen –, aber chronisch kann das durchaus geschehen.

Ein weiteres bekanntes Beispiel ist das Broken-Heart-Syndrom, eine Erkrankung, die durch eine starke emotionale Belastung wie Trauer, Stress oder Angst – aber auch übermäßig große Freude – ausgelöst wird. Dabei werden Stresshormone wie Adrenalin und Noradrenalin in den Blutkreislauf freigesetzt und führen dazu, dass die Herzmuskelzellen geschädigt werden. Das Herz bläht sich an der Spitze auf und erinnert an eine japanische Tintenfischfalle aus Ton, die der Krankheit den gleichnamigen Namen Tako-Tsubo gegeben hat. Das Herz ist infolgedessen nicht mehr in der Lage, normal zu funktionieren, es kommt zu Symptomen wie Brustschmerzen, Kurzatmigkeit und Herzklopfen, die denen eines Herzinfarkts ähneln. Obwohl das Broken-Heart-Syndrom ein ernstes und manchmal lebensbedrohliches Ereignis sein kann, ist es normalerweise reversibel und die meisten Menschen erholen sich innerhalb von Wochen oder Monaten vollständig.

Das Stresshormon Cortisol mag hilfreich sein, solange wir uns auf der Flucht befinden und der Körper sich über einen begrenzten Zeitraum irgendwie über Wasser halten muss. Sind wir jedoch über Monate und Jahre diesem inneren Stresspegel ausgesetzt, so sind Folgeschäden wie Bluthochdruck, Diabetes oder Magengeschwüre nicht auszuschließen.

Über Wirkungen und vor allem unerwünschte Nebenwirkungen informiert bekanntlich auch die Packungsbeilage – jenes schriftstellerische Machwerk, das hübsch gefaltet in den Tablettenschachteln zu finden ist. Wie in einem Glückskeks, nur dass auf dem Zettel nicht zu lesen ist: »Sie haben ein Jahr Glück«, sondern »Sie haben ein Jahr Durchfall«. Im Unterschied zu den Medikamenten, die man in der äußeren Apotheke zu kaufen bekommt, liegt den inneren Präparaten kein Beipacktext bei. Deshalb hier einige nicht gewollte Effekte, die sich bei »überdosierten Hormonen« einstellen können:

- **Adrenalin:** Herzrasen, Bluthochdruck, Zittern, Schwitzen und Angstzustände
- **Cortisol:** Schlafstörungen, Gewichtszunahme, Schwächung des Immunsystems und erhöhtes Risiko für Herzerkrankungen und Diabetes
- **Testosteron:** Hautprobleme, Haarausfall, Stimmveränderungen
- **Insulin:** Unterzuckerung, Gewichtszunahme
- **Wachstumshormon:** Gelenkschmerzen, Flüssigkeitsansammlungen im Gewebe
- **Melatonin:** Schläfrigkeit am Tag, Kopfschmerzen und Reizbarkeit
- **Thyroxin:** Herzklopfen, Nervosität, Schlafstörungen, Schwitzen und Durchfall

Diese allesamt unspezifischen Symptome hat vermutlich jeder ab und zu einmal. Selbst wenn ich diese Punkte durchlese, bin ich geneigt, mir selbst sofort die Diagnose eines Testosteronüberschusses und einer Cortisolvergiftung zu stellen. Doch in vielen Fällen stecken tatsächlich hormonelle Disbalancen dahinter.

Bei Befindlichkeitsstörungen aller Art – sei es Herzklopfen, Unruhe, Schwitzen, Müdigkeit oder Heißhunger – lohnt es sich daher, genau hinzuschauen: Welches System ist gerade aktiv und welche Maßnahmen könnte man ergreifen, um gegenzusteuern? Um darauf brauchbare Antworten zu erhalten, ist es hilfreich, die beiden großen Pole, zwischen denen unser Körper täglich pendelt, kennenzulernen: Parasympathikus und Sympathikus.

Im Dialog

Sympathikus und Parasympathikus

Zwei wesentliche Systeme halten unseren Körper in Balance. Und je nach Weltanschauung, Zeit und Ort sind dies Sympathikus und Parasympathikus – oder Yin und Yang. Während man in der traditionellen fernöstlichen Medizin keine anatomischen Strukturen für Yin oder Yang kennt, sondern es sich dabei vielmehr um ein komplexes Konzept handelt, das die Wechselwirkungen von Kräften und Zuständen im Körper beschreibt, hat die Naturwissenschaft so lange im Körper herumgesucht, bis sie auf eine annähernd befriedigende Antwort gestoßen ist.

Mit der Entdeckung des autonomen Nervensystems konnte man Strukturen dingfest machen, die an vielen Körpervorgängen beteiligt sind bzw. eine komplexe Kette von Nervenzellen und -fasern bedeuten, die sich im Gehirn, im Rückenmark und in verschiedenen Organen des

Körpers befinden. Dabei werden zwei Gegenspieler bzw. der Sympathikus vom Parasympathikus unterschieden.

Der Sympathikus hat seinen Ursprung im Rückenmark und verläuft seitlich entlang der Wirbelsäule, als Grenzstrangganglion, bis hin zu den verschiedenen Zielorganen des Körpers, wie z. B. Herz, Lunge, Magen und Darm. Die Nervenzellen des Parasympathikus sind vor allem in den Hirnnervenkernen im Hirnstamm und in den Ganglien des Sakralmarkes konzentriert und leiten die Impulse an zahlreiche Organe weiter. Beide Systeme wirken zusammen, um die physiologischen Funktionen des Körpers zu regulieren und auf äußere und innere Reize zu reagieren. Der Sympathikus wird aktiviert, wenn der Körper in eine Kampf- oder Fluchtreaktion geht. Er sorgt dann für die Mobilisierung von Energiereserven und die Aktivierung des Körpers in stressigen Situationen. Das geschieht insbesondere über die Freisetzung von Adrenalin und anderen Stresshormonen. In weiterer Folge kommt es zur Beschleunigung von Herzschlag und Atmung, einer Verengung der Blutgefäße sowie einer Erhöhung des Blutdrucks. Im Alltag kann eine übermäßige Aktivierung des Sympathikus zu chronischem Stress und gesundheitlichen Problemen führen, obwohl die hier aktive Funktion des Sympathikus – uns in Gefahrensituationen zu schützen – eine überaus positive ist, aber eben nur für Ausnahmefälle vorgesehen. Der Parasympathikus hingegen kümmert sich um Entspannung und Regeneration. Er senkt den Herzschlag, den Blutdruck und die Atemfrequenz und fördert die Verdauung und die Ausscheidung von Abfallstoffen.

Eine gute Balance zwischen Sympathikus und Parasympathikus ist für ein gesundes Wohlbefinden wichtig. Ein Überwiegen des Sympathikus kann zu einem erhöhten Stresslevel und einem erhöhten Risiko für körperliche und psychische Erkrankungen führen. Ein Überwiegen des Parasympathikus verursacht hingegen Müdigkeit und einen niedrigen Energielevel.

Sympathikus und Parasympathikus sind dem Konzept von Yin und Yang nicht unähnlich. Selbst wenn man nicht viel mit diesem Konzept am Hut hat, ist den meisten das Symbol dafür geläufig – quasi als fernöstlicher Vorläufer des Smiley-Emojis. Yin steht dabei für das Weibliche, das Ruhige, das Kühle, während Yang für das Männliche, das Aktive, das Warme steht. In jedem Körper wirken beide bzw. gibt es auch Yin- und Yang-Organe. Das Herz und die Nieren werden als Yang-Organe betrachtet, während die Lunge und die Leber als Yin-Organe gelten. Der Sympathikus und der Parasympathikus, die beiden Zweige des autonomen Nervensystems, sind ebenfalls Yin und Yang zugeordnet. Der Sympathikus wird mit Yang assoziiert und der Parasympathikus mit Yin.

Yin und Yang und die Balance zwischen Sympathikus und Parasympathikus sind also eng miteinander verbunden, woraus sich auch Hilfreiches für unsere Gesundheit ableiten lässt. Eine Yin-orientierte Praxis wie Yoga oder Tai-Chi kann dazu beitragen, den Parasympathikus zu aktivieren und die Balance zwischen den beiden Zweigen des autonomen Nervensystems zu verbessern. Eine Yang-orientierte Praxis wie Krafttraining oder Ausdauertraining kann hingegen den Sympathikus aktivieren und den Körper in einen Zustand der Aktivierung und Energieversorgung versetzen. Eine ausgewogene Kombination aus Yin- und Yang-Praktiken hilft, ein gesundes Gleichgewicht im Körper sowie auch im Geist zu erreichen. Hier lässt sich die innere Apotheke also über die Ebene dieser beiden Systeme beeinflussen – ob man nun naturwissenschaftlich griechisch mit Parasympathikus und Sympathikus oder traditionell chinesisch mit seinem Yin und Yang kommuniziert.

Eine Möglichkeit, den Parasympathikus zu aktivieren, ist die bewusste Atmung. Eine tiefe und langsame Atmung kann dazu beitragen, dass sich unser Körper entspannt und der Parasympathikus aktiviert wird. Es empfiehlt sich, durch die Nase einzuatmen und durch den Mund auszuatmen. Auch Entspannungsübungen wie Yoga, Autogenes Training oder Progressive Muskelentspannung können dabei helfen, den Parasympathikus zu aktivieren. Durch die gezielte Entspannung bestimmter Muskelgruppen oder Bewegungen wird der Körper in einen Zustand der Ruhe und Entspannung versetzt.

Eine weitere Möglichkeit, den Parasympathikus zu aktivieren, ist der Kontakt mit der Natur. Ein Spaziergang im Wald oder im Park kann dazu beitragen, dass sich unser Körper entspannt und der Parasympathikus aktiviert wird. Dem »Waldbaden« werden überaus günstige Eigenschaften zugeschrieben. Vorteil: Es kostet nichts, außer Zeit. Völlig gratis! Und wer nicht genug Zeit hat, einen Waldspaziergang zu machen, sollte zur Therapie einmal einen Waldspaziergang machen. Auch dieser Tipp ist gratis!

Der Nervus vagus, oder auch der »umherschweifende, wandernde Nerv«, ist der zehnte Hirnnerv und der längste Nerv des parasympathischen Nervensystems. Er spielt eine wichtige Rolle bei der Regulation von Organfunktionen wie Herzfrequenz, Atmung, Verdauung und Stoffwechsel. Er hat seinen Ursprung im Hirnstamm und verläuft entlang des Halses und der Brusthöhle bis hin zu verschiedenen Zielorganen wie dem Herzen, der Lunge, dem Magen und dem Darm. Da er zum Parasympathikus gehört, besitzt er eine beruhigende Wirkung, bewirkt also eine Senkung der Herzfrequenz, eine Erhöhung der Darmbewegung und eine Steigerung der Sekretion von Verdauungsenzymen und Magensäure. Zufrieden entspannen und verdauen lässt uns der Vagus also. Der Nerv spielt auch eine wichtige Rolle bei der Regulation von Entzündungen und der Stressreaktion. Eine Aktivierung des Nervus vagus kann dazu beitragen, Entzündungen im Körper zu reduzieren und eine beruhigende Wirkung auf den Geist zu haben. Die Kenntnis dieses Nervs ist deshalb so wichtig, da er ein Vertreter des sehr im Körper versteckten Parasympathikus ist, gleichzeitig aber direkt ansprechbar ist.

Eine Möglichkeit, den Nervus vagus zu stimulieren, ist die gezielte Atmung. Hierbei atmen wir tief und langsam durch die Nase ein und durch den Mund aus. Dadurch wird der Nervus vagus aktiviert und unser Körper in einen Zustand der Entspannung versetzt. Auch die Stimulation bestimmter Punkte am Ohr kann dazu beitragen, den Nervus vagus zu aktivieren. Hierbei werden kleine Ohrakupunkturpflaster auf bestimmte Stellen am Ohr geklebt, die den Nervus vagus stimulieren sollen. Eine weitere Möglichkeit, den Nervus vagus zu stimulieren – und hier treffen wieder die fernöstliche und die westliche Medizin zusammen –, sind Yogaübungen wie der herabschauende Hund, aber auch gezielte Dehnübungen wie das Dehnen des Nackens oder der Brustmuskulatur.

Sehr eindrucksvoll ist das sogenannte »Valsalva-Manöver«, benannt nach einem italienischen Chirurgen aus dem 18. Jahrhundert. Vielleicht kennen Sie es vom Tauchen oder Seilbahnfahren – dort ist die Technik hilfreich, um einen Druckausgleich durchzuführen.

Valsalva-Manöver: Den Nervus vagus aktivieren

Das Valsalva-Manöver kann bei Herzklopfen und schnellem Puls hilfreich sein. Auch in der Notfallmedizin wird die Technik bei bestimmten Rhythmusstörungen, die mit einem stark beschleunigten Puls einhergehen, angewendet. Sie erfolgt so, dass man die Luft anhält und versucht, auszuatmen, indem man die Atemwege verschließt. Dadurch steigt der Druck im Brustkorb und der Blutfluss zum Herzen nimmt ab, was zu einer Senkung der Herzfrequenz führen kann. Gehen Sie dabei so vor:

- Setzen oder stehen Sie bequem aufrecht.
- Atmen Sie tief ein.
- Schließen Sie Ihren Mund und halten Sie Ihre Nase zu, indem Sie Ihre Finger sanft gegen Ihre Nasenlöcher drücken.
- Versuchen Sie, Luft aus Ihren Lungen auszuatmen, als ob Sie einen schweren Gegenstand heben würden.
- Halten Sie den Atem für 10–15 Sekunden an (oder solange es für Sie angenehm ist).
- Entspannen Sie Ihre Atemmuskulatur und atmen Sie langsam und tief aus.

Achtung: Führen Sie das Manöver nicht bei erhöhtem Blutdruck, grünem Star, frischen Bauchoperationen oder einer Schwangerschaft durch.

Bei Herzklopfen und schnellem Puls kann es alternativ zum Valsalva-Manöver hilfreich sein, jene Atemtechniken anzuwenden, die den Parasympathikus aktivieren und den Herzschlag beruhigen: Also langsam und tief durch die Nase ein- und durch den Mund ausatmen, wobei das Ausatmen länger als das Einatmen dauern sollte. Auch eine bewusste Entspannung und Stressreduktion können dazu beitragen, den Herzschlag zu senken und das Wohlbefinden zu steigern.

Auch wenn man tendenziell eher Ruhe sucht und Aufregung vermeidet, so gibt es Situationen, in denen man das Yang, also die vermehrte Aktivität, braucht, da man sonst restlos an der Couch festzukleben droht. Wenn wir uns müde oder schlapp fühlen oder eine Energiezufuhr benötigen, hilft uns eine Aktivierung des Sympathikus. Diese kann unterschiedlich erfolgen:

Kaltwasseranwendungen

Eine kalte Dusche oder ein Sprung in kaltes Wasser kann den Sympathikus aktivieren und den Körper erfrischen (mehr zum Thema Eisbaden in Kapitel 3).

Koffein

Enthalten in Kaffee, Tee oder Schokolade, kann der Muntermacher den Sympathikus stimulieren und die Aufmerksamkeit und Konzentration verbessern.

Bewegung

Intensive körperliche Betätigung wie Laufen oder Gewichtheben aktiviert und belebt den Körper auf natürliche Weise.

Atemübungen

Durch schnelles Atmen oder das Ein- und Ausatmen in bestimmten Mustern kann der Sympathikus stimuliert und der Körper aufgeweckt werden.

Musik

Schnelle Rhythmen in hoher Lautstärke rufen den Sympathikus auf den Plan und stimulieren den Körper auf natürliche Weise.

Wie Sie Ihren Körper beeinflussen

Mit den bislang angeführten Übungen konnten Sie bereits ein wenig in die Funktionsweise Ihres Körpers sowie dessen Hormontöpfe schnuppern. Sich deren unterschiedliche Effekte bewusst zu machen, hilft, den Bestand Ihrer inneren Apotheke besser kennenzulernen. Schließlich haben wir keine Sichtgläser, die auf den aktuellen Level eines bestimmten Hormons hinweisen. Sehr wohl lassen sich aber die Wirkungen der Substanzen spüren. Hier ein kleiner Überblick:

Adrenalin

... erhöht Herzfrequenz und Blutdruck, verursacht Schwitzen und Muskelzittern. Es bewirkt den Kick, den man so liebt, wenn man freiwillig aus einem Flugzeug fällt.

Dopamin

... erhöht Aufmerksamkeit und Motivation und verursacht gelegentlich ein euphorisches Gefühl. Es bewirkt das kurze Hochgefühl, dass einem die Welt zu Füßen liegt. Wenngleich nur einen Wimpernschlag lang.

Histamin

... verursacht Rötung und Schwellung bei allergischen Reaktionen. Wenn es juckt, dann ist es das Histamin, das so unangenehm kribbelt.

Insulin

... senkt den Blutzuckerspiegel, was wir nur in Extremfällen spüren. Es kann aber auch zu Müdigkeit führen, was sich in einer bleiernen Erschöpfung nach einer Mahlzeit äußern kann.

Cortisol

... unser Stresshormon Nummer 1, erhöht den Blutzuckerspiegel und kann bei hoher Konzentration zu Angst und Unruhe führen. Es bewirkt das ungute Körpergefühl, das wir etwa vor einer Führerschein- oder Steuerprüfung in uns spüren und sich in Magen, Nacken und jeder einzelnen Faser des Körpers ausbreitet.

Testosteron

... beeinflusst die sexuelle Funktion, kann bei hohen Konzentrationen zu Aggression und Reizbarkeit führen – man fühlt sich ein wenig wie ein Haudegen –, und zwar egal, ob Mann, Frau oder all die Varianten drumherum und dazwischen. Denn in einer Testosteron-Hochphase macht sich oft das Grundgefühl einer »Was kann mir schon passieren«-Einstellung breit. Kann man mal ausprobieren.

Melatonin

... reguliert den Schlaf-Wach-Rhythmus und kann bei Überdosierung zu Schläfrigkeit und Verwirrung führen. Eine gewollte Überdosierung bemerken wir bei jedem Einschlafvorgang, bis wir uns in Morpheus' Arme begeben. Das geht ganz ohne Hilfe der Anästhesie.

Aus der Wissenschaft

Erstaunliche Experimente

Es gibt einige beeindruckende Experimente, die zeigen, wie wir unseren Körper selbst beeinflussen können. Gerade in Zusammenhang mit Hormonen gibt es eine Reihe von Möglichkeiten bzw. Beispielen, die aufzeigen, wie einfach und wirkungsvoll der Körper auf unterschiedliche Reize reagiert – und entsprechende Hormone liefert. Wenn Sie als ureigene(r) Apothekerin oder Apotheker vor Ihrem inneren Arzneischrank stehen, nutzen Sie also nicht selten ganz ähnliche Effekte, wie sie in den folgenden wissenschaftlichen Versuchen gemessen wurden:

Der Trier Social Stress Test (TSST)

Der TSST gilt als Standard, um eine psychologische Stressinduktion unter kontrollierten Bedingungen festzustellen. Bei dem Experiment geht es darum, bei den teilnehmenden Personen Stress auszulösen bzw. die interne Hypothalamus-Hypophysen-Nebennierenrinden-Achse (HPA-Achse, auch »Stressachse«) zu aktivieren. Durch eine Kombination stressauslösender Aufgaben werden Schlüsselhormone ausgeschüttet – also etwa das adrenocorticotrope Hormon (ACTH) aus dem Mittelhirn oder Cortisol aus der Nebennierenrinde. Teilnehmerinnen und Teilnehmer werden dafür etwa aufgefordert, eine öffentliche Rede zu halten bzw. ein simuliertes Vorstellungsgespräch durchzuführen und danach eine schwierige Rechenaufgabe zu lösen. In einer wegweisenden Studie aus dem Jahr 2001 wurde gezeigt, dass jene Personen, die vor dem TSST ein paar Minuten lang eine bestimmte Atemtechnik durchgeführt haben, eine geringere Cortisolreaktion hatten als andere, die diese Atemtechnik nicht durchgeführt haben.[2]

Das »Power Pose«-Experiment

Teilnehmende wurden 2010 bei einem Experiment aufgefordert, für zwei Minuten lang eine bestimmte Körperhaltung einzunehmen, die als »Power Pose« bezeichnet wird.[3] Diese Pose involviert das Ausbreiten der Arme und Beine und das Heben des Kinns. Es stellte sich heraus, dass das Einnehmen dieser Pose zu einer Erhöhung des Testosteronspiegels und einer Senkung des Cortisolspiegels führte, was zu einer höheren Selbstwahrnehmung und Selbstsicherheit führte. Zwar ist dieses Experiment nicht unumstritten, da man in ähnlichen Versuchen den Effekt nicht nachweisen konnte. Aus eigener Erfahrung wissen wir jedoch, wie sehr wir anhand herabhängender Schultern von außen erkennen können, wie es im Inneren aussieht. Im Umkehrschluss heißt das: Unsere äußere Haltung hat einen Einfluss auf unser Wohlbefinden. Unsere Großeltern haben uns also mit dem, vielleicht gar nicht immer so gut gemeinten, Satz »Sitz gerade!« durchaus Gutes bereitet!

Das Meditationsexperiment

Meditation wird schon lange als Mittel zur Reduzierung von Stress und Verbesserung der geistigen Gesundheit genutzt. In einer Studie aus dem Jahr 2015 wurde gezeigt, dass Menschen, die regelmäßig meditieren, eine höhere Ausschüttung des Hormons Serotonin haben, das mit Stimmungsverbesserung und Glück in Verbindung gebracht wird.[4]

Das Musikexperiment

Musik kann ebenfalls eine starke Wirkung auf den Körper haben. So konnte festgestellt werden, dass das Hören von klassischer Musik zu einer Erhöhung des Hormons Dehydroepiandrosteron (DHEA) führt, das mit einer Verbesserung der kognitiven Fähigkeiten und des allgemeinen Wohlbefindens in Verbindung gebracht wird. Der Einfluss von Musik auf den Organismus – sei es aktiv musizierend oder passiv genießend – zeigt sich in zahlreichen Studien.[5]

Das Kälteexperiment

Eine Studie untersuchte im Jahr 2000, wie sich der Körper anpassen kann, wenn man ihn plötzlich extremer Kälte aussetzt. Dabei nahmen Teilnehmende regelmäßig kalte Duschen, was zu einer Erhöhung des Hormons Adrenalin und Noradrenalin führte, die mit einem erhöhten Energielevel und erhöhter Wachsamkeit in Verbindung gebracht werden.[6]

Das Placebo-Experiment

Placebos sind Scheinmedikamente, die keine Wirkstoffe enthalten. Dennoch kann die Einnahme eines Placebos dazu führen, dass der Körper bestimmte Hormone ausschüttet. In einer aktuellen Studie an der Stanford-Universität haben Teilnehmende Placebos eingenommen und ihre Körperreaktionen wurden gemessen. Es stellte sich heraus, dass die Placebos tatsächlich zu einer Erhöhung des Hormons Oxytocin im Körper führten, das mit positiven Emotionen und Bindung in Verbindung gebracht wird.[7] Generell wird das vielfach belächelte »Das ist doch bloß«-Placebo in seiner Effizienz unterschätzt. Es ist nicht nur ein nebenwirkungsarmes Verfahren, sondern einmal mehr Beweis für die Vielfältigkeit und Effizienz unserer inneren Apotheke.

Aus der Praxis

Versuch am eigenen Körper

Man kann solchen Studien Glauben schenken, die behaupten, dass etwa regelmäßiges Mopedfahren den Testosteronspiegel um 12,5 Prozent steigert. Man tut jedoch genauso gut daran, es nicht zu glauben. Denn meist ist die Zahl der Probandinnen und Probanden in der so gehypten Studie gering, die Versuchsanordnung fragwürdig und die Nachvollziehbarkeit selten gegeben. Was zum Beispiel heißt »regelmäßig«? Was bedeutet »12,5 Prozent« bei Hormonspiegeln, die normalerweise schwanken wie die Gäste einer Weinverkostung? Und funktioniert das Ganze auch mit einem ökologisch vertretbareren E-Roller?

Jeder Mensch ist einzigartig und so sollten wir derartige Studien eher als kleine Anregungen verstehen. Denn jemand, der die große italienische Freiheit auf einer Vespa verspürt, wird bei einer Spritztour hormonell anders reagieren als eine Person, die sich auf dem Roller in Todesangst am Lenker festkrallt.

Daher ist jeder angehalten, eigene Untersuchungen anzustellen. Tatsächlich gibt es einige einfache Versuche, die man selbst durchführen kann, um die Auswirkungen bestimmter Techniken oder Aktivitäten auf die Körperapotheke zu testen:

Der Atemübungstest

Setzen Sie sich bequem hin und konzentrieren Sie sich auf Ihre Atmung. Atmen Sie langsam und tief ein und – ungefähr doppelt so lange – wieder aus. Versuchen Sie, Ihre Atmung für einige Minuten zu vertiefen und langsamer zu machen. Währenddessen können Sie Ihren Puls messen und beobachten, ob er sich verlangsamt. Eine tiefe und langsame Atmung kann dazu beitragen, Stress zu reduzieren und den Körper zu beruhigen – die Bereitstellung der dafür erforderlichen Mittel aus der hauseigenen Apotheke erfolgt in der Regel bereits nach wenigen Atemzügen.

Der Spiegeltest

Schauen Sie sich selbst für ein paar Minuten im Spiegel an und lächeln Sie dabei. Achten Sie darauf, wie Sie sich fühlen. Laut einer aktuellen Studie aus der Experimentalpsychologie kann das Lächeln im Spiegel zu einer Erhöhung des Hormons Serotonin führen, das mit positiven Emotionen und Stimmungsverbesserung in Verbindung gebracht wird.[8] Bleiben Sie bekleidet, wenn Sie der Anblick Ihres nackten Körpers irritiert oder an die nicht eingehaltene Diät mahnt. Es geht darum, zu sehen, dass man selbst auch manchmal gut drauf sein kann. Also nicht bereits nach zehn Sekunden das Experiment als lächerlich abtun und abbrechen – bleiben Sie dran. Es lohnt sich.

Das Stretchingexperiment

Machen Sie eine kurze Dehnungsübung, wie z. B. das Strecken der Arme über den Kopf oder das Beugen der Knie. Währenddessen können Sie Ihren Körper auf mögliche Veränderungen im Energielevel und der Stimmung beobachten. Im Zentrum stehen dabei von der Medizin lange Zeit vernachlässigte Strukturen: die Faszien. Mittlerweile bearbeitet man verklebte Faszien in der Physiotherapie und der Osteopathie, um Spannungen zu lösen. Denn ein Mangel an Bewegung und Stress führt dazu, dass diese Teile sich nicht glatt und geschmeidig gegeneinander bewegen. Die hormonellen Kapriolen, die wir im Stress schlagen, verhärten und verfilzen die muskulären Gleitlager und führen zu Verspannungen und Schmerzen. Umgekehrt lassen sich diese Faszien entspannen, etwa durch Rolfing, Triggerpunkt-Therapie, Massagen nach dem Fasziendistorsionsmodell oder eben Dehnung – was auch ein Zurückschrauben von Stresshormonen bedeutet.

Das Musikexperiment

Hören Sie für einige Minuten Ihre Lieblingsmusik. Etwas, das Sie vermutlich ohnehin immer wieder tun. Achten Sie aber darauf, wie Sie sich dabei fühlen, und legen Sie den Hormonfilter darüber: Beschleunigt oder verlangsamt sich Ihr Puls? Entspannen Sie sich? Werden Sie müde oder agiler? Es ist eine Meditation für absolute Beginner und natürlich auch Fortgeschrittene.

Das Spieleexperiment

Mehr Wagemut, aber auch ein klein wenig aggressive Gemeinheit verspricht das männliche Geschlechtshormon. Zur Boosterung des Testosteronspiegels probieren Sie doch mal folgendes Spieleexperiment:

- Spielen Sie eine Runde Halma. Spüren Sie nach, wie es Ihnen geht.
- Nun spielen Sie eine Runde Paintball. Spüren Sie erneut nach.

Wer keinen Unterschied merkt, der hat sich beim Paintball nicht genug verausgabt – oder seine Mitspielerinnen und Mitspieler mit Halmafiguren beschossen.

Der Tagebuchtest

Schreiben Sie ein paar Tage lang regelmäßig Tagebuch und halten Sie dort Ihre Gedanken und Gefühle fest. Achten Sie darauf, wie Sie sich dabei fühlen und ob es sich positiv auf Ihre Stimmung auswirkt. Die amerikanische Ärztin Lissa Rankin baut auf dieses Konzept. In verschiedenen Berichten führte sie aus, wie das Schreiben in einem Tagebuch zu einer Erhöhung des Hormons Oxytocin führen kann, das mit sozialer Bindung und Entspannung in Verbindung gebracht wird.[9] In dem Fall eine intensive Verbindung mit einer Person, die sich Ihnen mit ihren Tagebucheintragungen anvertraut hat.

Der Sporttest

Machen Sie eine kurze Sporteinheit, wie z. B. Liegestütze oder eine Yogasession. Währenddessen können Sie Ihren Körper auf mögliche Veränderungen im Energielevel und der Stimmung beobachten. Sport kann dazu beitragen, Stress und Angst zu reduzieren und das Wohlbefinden zu steigern. Im Prinzip eignet sich jede Sportart, die körpereigene Apotheke zu bemühen. Allerdings gibt es Unterschiede zwischen High Impact, Ausdauer, Tanz, Kampfsport, Krafttraining oder e-Sports. Und es kommt auch auf die Länge des Trainings an. Testosteron wird durch kurze, intensive Trainingsphasen erhöht, längere Einheiten oder allzu großer Stress durch eine Überforderung bewirkt genau das Gegenteil.

Der Dufttest

Verwenden Sie ätherische Öle oder Räucherstäbchen und achten Sie darauf, wie sich Ihr Körper und Ihre Stimmung verändern. Düfte können dazu beitragen, Stress zu reduzieren und positive Emotionen zu fördern. In einer japanischen Untersuchung wurde der Anstieg des Hormons Oxytocin im Speichel von Frauen nach der Menopause bestimmt: Bei Anwendung ätherischer Öle der Sorten Lavendel, Neroli, Jasmin, Römischer Kamille, Muskatellersalbei und Sandelholz konnte ein signifikanter Anstieg gezeigt werden. Der Geruch Weihrauch führte indes zu keiner Veränderung[10] – vielleicht war man sich dessen immer schon bewusst, dass man das Sex- und Kuschelhormon während der Messe in der Kirche gerade mit dieser Duftnote eher niedrig hält.

Der Sonnenlichttest

Verbringen Sie einige Minuten im Freien und lassen Sie sich von der Sonne bescheinen. Achten Sie darauf, wie Sie sich dabei fühlen und ob es sich positiv auf Ihre Stimmung auswirkt. Sonnenlicht kann dazu beitragen, das Wohlbefinden zu steigern, indem es den Serotoninspiegel anhebt, also jenen Botenstoff zutage bringt, der als »Glückshormon« bekannt ist. Und das wir auch benötigen, um daraus nachts unser Schlafmittel Melatonin bilden zu können. Zudem produzieren wir Vitamin D, in seiner aktiven Form, wenn die Haut mit Sonnenlicht in Berührung kommt. Abgesehen von der Wirkung auf die Knochen spielt das Vitamin eine wichtige Rolle bei hormonellen Prozessen, denen antidepressive Eigenschaften zugeschrieben werden. Ob man nun so hypersensibel sein kann, sein Vitamin D tatsächlich zu spüren, sei dahingestellt – die direkte Empfindung, die Sonnenstrahlen auf der Haut auslösen, lässt sich aber allemal erkennen.

II.

Arzneien aus Ihrer inneren Apotheke: **Hormone für jede Lebenslage**

Die folgenden Arzneien aus dem körpereigenen Apothekenschrank stellen eine feine Selektion hunderter mittlerweile bekannter Substanzen dar, die in unserem Körper sehr unterschiedliche Wirkungen entfalten.

Um einen »Bestellschein« für eine bestimmte Substanz bzw. ein »Medikament« aus der inneren Apotheke abzugeben (oder es, für die Internetgeneration, »in den Warenkorb« zu befördern), bedarf es spezieller Techniken.

Bei vielen dieser inneren Arzneien (meist Hormone) lässt es sich nur vermuten, wie man sie bestellen kann. Bei anderen gibt es schon gute wissenschaftlich evaluierte Hinweise. Die bestellte Lieferung lässt sich dann tatsächlich auch messen. Alternativ kann man auch in sich reinspüren, ob es funktioniert hat. Ausprobieren lohnt sich also.

Angemerkt sei an dieser Stelle, dass diese Techniken zur Steigerung des Wohlbefindens und bei Störungen der inneren Balance angewendet werden können, jedoch – das muss ich natürlich erwähnen – niemals die Ärztin oder den Arzt, also mich, ersetzen können. Auf gut Deutsch: Bei einer lebensbedrohlichen Nebenniereninsuffizienz auf- und abzuhüpfen ist nicht die beste Idee. Aber ich zähle da auf Ihren Hausverstand.

Auch gibt es einige Basismaßnahmen, die nahezu jedem Bestellvorgang bei der inneren Apotheke hinzugefügt werden können. Sie sind praktisch als universal gesundheitsförderlich bekannt:

- Ballaststoffreiche Ernährung
- Stressreduktion
- Entspannungsübungen
- Regelmäßige Bewegung

Die großen vier Binsenweisheiten des gesunden Lebens werden daher im Folgenden nicht mehr explizit erwähnt. Man kann sie als Rezeptgebühr verstehen, die man dazu zu leisten hat. Mitunter lästig, aber notwendig, damit das System funktioniert.

Rund ums Wohlgefühl

Antidepressivum

Serotonin

Serotonin ist ein Botenstoff, der im Gehirn als Neurotransmitter fungiert und im weitesten Sinne für Glück und Zufriedenheit sorgt. Aus der Tatsache, dass sich rund 95 Prozent des im Körper befindlichen Serotonins nicht im Gehirn, sondern im Darm befinden, darf man jedoch keine falschen Rückschlüsse ziehen. Das Glück ist nicht »im Arsch«, vielmehr sorgt unser Mikrobiom dafür, dass die Substanz für uns aufbereitet und zur Verfügung gestellt werden kann.

Tatsächlich können Kummer und Stress für einen geringeren Serotoninspiegel sorgen – und umgekehrt. Viele bei Depressionen eingesetzte Medikamente zielen genau darauf ab, die Serotoninkonzentration im synaptischen Spalt, also den Schaltstellen zwischen den Nerven im Gehirn, zu erhöhen. Im Gehirn ist Serotonin wichtig für unsere Stimmung, unseren Schlaf und unser Appetitgefühl. Doch auch unser Verdauungssystem profitiert von Serotonin! Hier beeinflusst es die Bewegungen und die Nährstoffaufnahme und ist somit wichtig für eine gesunde Verdauung – damit unser Darm auch weiterhin mit Charme funktioniert. Und es ist Voraussetzung für die Bildung unseres Schlafmittels, das wir an Bord haben: Melatonin.

BESTELLVORGANG

Ab ins Freie!

Es ist so einfach und kostet doch so viel an Überwindung. Gerade in der kalten, trüben Jahreszeit zwischen September und März (in England zwischen September und August). Dennoch ist Sonnenlicht ein wichtiger Mechanismus, den Serotoninspiegel zu erhöhen und die Stimmung zu verbessern.

Sport treiben

Regelmäßige sportliche Aktivitäten erhöhen den Serotoninspiegel. Am besten im Freien, dann hat man gleich zwei Fliegen mit einer Klappe geschlagen.

Lichtlampe

Ist draußen keine Sonne zu sehen, so hilft das Solarium. Wer weder Sonne noch Solarium in der Nähe hat, kann sich Lichttherapiegeräte aus dem Elektrofachhandel besorgen. Ab 5.000–10.000 Lux ist man dabei, im finsteren Keller in eine künstliche Lampe zu starren – um die Depression zu vertreiben. Funktioniert laut einer Studie des Forschers Gagan Virk und seines Teams[11] – die Sonne hat aber selbst an trüben Tagen mehr als 5.000 Lux zu bieten. Nur mal so nebenbei gesagt.

Schokolade, Bananen, Nüsse
Die Vorstufe von Serotonin, das Tryptophan, muss ausreichend über die Nahrung zur Verfügung gestellt werden, damit die inneren Pharmazeuten das Antidepressivum basteln können. Diese Pharmazeuten sind jedoch nicht nur im Gehirn beschäftigt, sondern vor allem im Darm. Darunter eine Vielzahl an Bakterien, die als Leiharbeiter im Untertagebau tätig sind. Um das Mikrobiom anzufüttern, bedarf es einer speziellen Kost. Kurzfristig kann aber ein Bananensplit glücklich machen.

Lachen
Lachen ist eine der einfachsten Methoden, um den Serotoninspiegel zu erhöhen. Es fördert unter anderem die Freisetzung von Serotonin und reduziert gleichzeitig Stress und Angstgefühle. Wer keinen Grund zum Lachen findet, der kann mit Lachyoga auch grundlos lachen.

Weiters empfohlen
Achtsamkeitsübungen, Hüpfen, Sauna.

Schlafmittel

Melatonin

Melatonin ist das hauseigene Schlafmittel. Besser als natürlicher Baldrian, synthetische Benzodiazepine und langweilige TV-Serien zusammen. Das Hormon aus der Zirbeldrüse setzt den Körper in jenen Zustand, in dem die Reparaturmechanismen altersbedingte Schäden beseitigen, und schickt unseren Geist ins Land der Träume. Der amerikanische Hautarzt Aaron Lerner beschrieb in den 1950er-Jahren erstmals die chemische Struktur von Melatonin. Und da Herrn Lerner die Substanz anscheinend auf Anhieb gut gefiel, kostete er davon gleich einmal 100 Gramm und wurde müde.

Genau das kann Melatonin. Es schaltet den Sympathikus ab, also den aktivierenden Teil des vegetativen Nervensystems, und übergibt dem Parasympathikus, dem gemütlichen Kumpel und Nachtwächter unseres Körpers, das Steuer (mehr zu Sympathikus und Parasympathikus in Kapitel 1). Damit begeben wir uns in den energiesparenden Stand-by-Modus, Pulsschlag und Atmung verlangsamen sich, Körpertemperatur und Blutdruck sinken ab. Die inneren Selbstreinigungsmechanismen haben nur darauf gewartet, nicht mehr durch das lästige Bewusstsein in ihrer Arbeit gestört zu werden, und beginnen nun ihr Nachtwerk. Bis uns der Hahnenschrei des Cortisols weckt, sobald der Morgen graut.

BESTELLVORGANG

Licht aus!

Das wichtigste Tool, damit die Körperapotheke Melatonin bereitstellt, ist, das Licht auszumachen. Klingt einfacher als es ist, denn durch Lichtverschmutzung in den Städten bleibt es rund um die Uhr hell. Spätabends die Mails im Smartphone zu checken oder in einen Fernseher mit hohem Blaulichtanteil zu blicken, verschreckt unsere Zirbeldrüse ebenfalls. Hier hilft eventuell ein Blaulichtfilter (auf den meisten Mobiltelefonen aktivierbar). Noch besser ist es aber, sich von den Geräten nicht in den Schlaf begleiten zu lassen. Vorsicht: Menschen, die zusätzlich zur blickdichten Schlafmaske am liebsten auch die Schlafzimmerfenster mit Brettern vernageln würden, damit nachts ja kein Lichtstrahl aufs Auge fällt, schlafen zunächst vielleicht besser ein. Wenn es morgens jedoch immer noch dunkel ist, so wird uns unser Cortisol nicht rechtzeitig wecken – und es braucht mitunter Stunden, bis wir so richtig in die Gänge kommen.

Serotonintöpfe füllen

Einen guten Schlaf kann man bereits tagsüber vorbereiten. Melatonin wird aus dem Glücksboten Serotonin gebildet, ist so etwas wie der Benjamin der Hormone (was übersetzt so viel bedeutet wie »Sohn des Glücks«). Hat man also tagsüber die Serotonintöpfe reich gefüllt – etwa mit viel Bewegung an der frischen Luft und Sonne –, so kann daraus ausreichend Melatonin synthetisiert werden. Eine Erfahrung, die jeder Hunde- oder Kinderbesitzer machen kann: Viel Austoben im Freien bewirkt rasches Einschlafen im Drinnen.

Abendliche Duftlampe
Ätherische Öle von Lavendel oder Kamille regen die Produktion von Melatonin an. Idealerweise lässt man diese 20 bis 30 Minuten vor dem Zubettgehen im Schlafzimmer verdampfen – mit Diffusor, Duftstäbchen oder, ganz altmodisch, kerzenbetriebener Duftlampe (wobei Achtung geboten ist: Bei zu starkem Erhitzen durch Teelichter bzw. der Öle entstehen auch weniger günstige Stoffe wie Feinstaub, Ruß oder Formaldehyd).

Weiters empfohlen
Klassische Helferlein sind auch Baldrian, Melisse und Lavendel sowie auch Hopfen (damit auch Bier). Unterstützend wirken auch tryptophanreiche Nahrungsmittel, etwa Walnüsse, Kirschen oder Haferflocken.

Aufputschmittel

Dopamin

Dopamin gehört, wie Serotonin oder Noradrenalin, zu den Überträgersubstanzen im Gehirn. Es gilt als »Belohnungshormon«, da es uns einen angenehmen Kick gibt, auf die Schulter klopft und uns zuflüstert: »Gut gemacht!« Gut zu wissen ist, dass der Neurotransmitter bei jeder angenehmen Erfahrung ausgeschüttet wird. Damit haben wir unser Glück selbst in der Hand. Wir erleben ein Gefühl der Zufriedenheit und das wiederum kann uns dazu motivieren, weiterhin positive Erfahrungen zu machen. Die Vorstufe von Dopamin ist die Aminosäure Tyrosin. Aus Tyrosin kann der Körper Schilddrüsenhormone sowie die Katecholamine Adrenalin und Noradrenalin herstellen – oder eben Dopamin. Die Kehrseite der Medaille: Dopamin kann süchtig machen und dazu führen, dass wir uns von Dingen abhängig machen. Sucht und zwanghaftes Verhalten beruhen nicht zuletzt auf der Wirkung von Dopamin. Neben dem Glück ist Dopamin auch an der Planung von Bewegungsabläufen im Gehirn federführend beteiligt. Ein Mangel der Substanz in der sogenannten Substantia nigra im Mittelhirn führt zu Zittrigkeit, Muskelstarre und Bewegungsarmut – auch bekannt als Morbus Parkinson.

BESTELLVORGANG

Aufgabe bewältigen

Es gibt kaum ein Mittel aus unserer inneren Apotheke, das rascher und eindrucksvoller bestellt werden kann. Jedes Mal, wenn wir eine Aufgabe bewältigt haben, belohnen wir uns selbst mit einem kleinen Schuss Dopamin. Dabei ist die Größe der Aufgabe in der Regel völlig irrelevant: Egal, ob wir eine Abschlussprüfung bestanden, ein Schnäppchen ergattert oder in letzter Sekunde den Bus erreicht haben - für Sekunden werden wir überflutet vom Gefühl des Stolzes. So fühlt sich Dopamin an. Wer es versteht, auch die ganz kleinen Erfolge zu schätzen - und sei es nur ein erfolgreicher Einparkversuch oder ein geglücktes weiches Ei -, ist hier also vorne mit dabei. Bonus: Je öfter wir Dopaminmomente haben, desto besser werden wir darin, unser Belohnungssystem zu aktivieren.

Bogenschießen
Tatsächlich kann Bogenschießen dazu beitragen, den Dopaminspiegel zu erhöhen. Das Abfeuern von Pfeilen erfordert Konzentration, Koordination und Präzision, was dazu führen kann, dass das Gehirn Dopamin freisetzt. Die positiv bewältigte Aufgabe bekommt man – in Form des in der Zielscheibe steckenden Pfeils – sofort rückgemeldet – und wir unseren Dopaminkick. Nicht umsonst gibt es Parkinson-Selbsthilfegruppen, die genau diese Sportart trainieren.

Tyrosin + Vitamin B6
Der benötigte Rohstoff für die Herstellung von Dopamin ist die Aminosäure Tyrosin. Sie ist vor allem in Mandeln, Avocados, Sesam oder Milchprodukten enthalten. L-Phenylalanin (die Vorstufe von Tyrosin) gibt es etwa in Soja, Karotten oder Tomaten. Dazu benötigt man auch Vitamin B6, das in großer Menge in Nüssen oder Innereien und Vollkornprodukten zu finden ist.

Musik, die uns berührt
Musik, die uns Gänsehaut beschert, treibt den Dopaminspiegel in die Höhe. Dabei ist es egal, ob Klassik, Rock oder Volksmusik – Hauptsache, wir kommen gefühlsmäßig ins Mitnicken, Headbangen oder Schunkeln.

Weiters empfohlen
Ausgiebig schlafen (für manche empfehlen sich dabei auch Gewichtsdecken), Sex und Meditation. Explizit nicht empfohlen: Glücksspiel.

Schmerzmittel

Endorphin

Endorphine sind unsere körpereigenen Glückshormone. Sie können bei körperlicher Aktivität, emotionalen Erlebnissen oder auch durch Schmerzen freigesetzt werden. Endorphin ist nämlich nichts weniger als, und wie der Name schon sagt, das vom Körper selbst produzierte Morphium (endogenes Morphin). Diese inneren Opiate werden im Zwischenhirn gefertigt und können gleich an Ort und Stelle verwendet oder in der Peripherie eingesetzt werden. Und sie haben auch eine ganz ähnliche Wirkung wie das rezeptpflichtige Schmerzmittel Morphin: Die inneren Morphine wirken mitunter so stark, dass Personen nach Unfällen unter Schock mit ein paar abgetrennten Gliedern in der Kühltasche noch mit dem Auto ins Krankenhaus fahren (Automatik von Vorteil). Neben der Schmerzhemmung hat Endorphin auch die beliebte euphorisierende und berauschende Wirkung, die die Opiate in der Drogenszene so beliebt machen. Diese Rauschwirkung lässt sich erkennen, wenn sich bei längeren sportlichen Betätigungen ein Hochgefühl einstellt – bis hin zur Sucht nach diesem Gefühl.

BESTELLVORGANG

Run for the High!

Die Bestellung von Endorphin erfolgt vor allem durch sportliche Betätigung. Nach mindestens 30 Minuten Laufen kann sich das sogenannte »Runner's High« einstellen – gerade rechtzeitig, um die schmerzenden Muskeln nicht mehr zu spüren.

Erstellen Sie eine Bucketlist

Endorphine lassen sich durch schöne und aufregende Momente steigern. Ein Ratschlag, den man sich sparen könnte – wer hätte nicht gern mehr davon? Nun gibt es zwei Möglichkeiten, dem tatsächlich auch näher zu kommen: eine Bucketlist erstellen, also eine Liste jener Dinge, die man noch machen möchte, bevor man stirbt (abgesehen vom Testament) – und beginnen, diese Liste abzuarbeiten. Oder – dieser Trick ist weniger aufwendig und mitunter auch nachhaltiger – auch den kleinen Dingen mit Begeisterung zu begegnen. Das ist erlernbar – besser gesagt, wieder erlernbar. Denn als Kinder konnten wir es noch.

Sex

Endorphine werden, wie Oxytocin, Dopamin, Serotonin, DHEA und Co. beim Geschlechtsverkehr in großen Mengen bereitgestellt.

Weiters empfohlen

Lachen, Massagen, Musik hören, Hochintensives Intervalltraining (HIIT), Yoga.

Aphrodisiakum

Phenethylamin (PEA)

Phenethylamin ist ein körpereigenes Neurotransmitterhormon, das eine wichtige Rolle bei der Regulation von Stimmung, Energie und Fokus spielt. Vom Aufbau her ist es halluzinogenen Drogen nicht unähnlich und wirkt an den gleichen Rezeptoren wie das nah verwandte Amphetamin (»Speed«). Ein Mangel kann zu Stimmungsschwankungen, Erschöpfung und Gedächtnisproblemen führen. Und zu großer Unlust, in allen Lebenslagen. So haben Depressive wenig davon, Sporttreibende und Adrenalinjunkies mehr. Genauso wie frisch Verliebte. PEA ist verantwortlich für den Liebesrausch und die »Schmetterlinge im Bauch«, deshalb wird es auch oft als »Liebeshormon« bezeichnet. Laut der Anthropologin Helen Fisher soll PEA so lange bei einer Beziehung helfen, bis der Nachwuchs halbwegs überlebensfähig ist. Das sind in der Theorie die ersten vier Jahre. In der Praxis bleibt der Nachwuchs mittlerweile drei Jahrzehnte im elterlichen Hotelnest. Aber das ist eine andere Geschichte.

BESTELLVORGANG

Bitterschokolade
Tatsächlich findet sich Phenethylamin als ölige Substanz, die in konzentrierter Form unangenehm nach Ammoniak und Fisch riecht, in der Kakaobohne. In einer Tafel Schokolade findet sich vielleicht gerade mal ein Prozent Phenethylamin, sodass man naiv rechnerisch eigentlich 100 Tafeln essen müsste, um auf 100 Prozent zu kommen. Dennoch gilt es als eine gute Quelle – und hebt zudem die Stimmung. Ganz so viel brauchen wir zum Glück auch nicht.

Aufregende Sportarten
Dinge, die für einen ordentlichen Adrenalinschub sorgen, bestellen zumeist gleich auch noch PEA aus der inneren Apotheke mit. Wem Fallschirmspringen zu aufregend ist, kann es auch mit Sportarten wie High Impact, CrossFit oder Parkourlauf probieren.

Entspannung und Nähe
Praktisch, dass der enge Kontakt mit jener Person, für die das Phenethylamin gedacht ist, auch zu einer Ausschüttung des inneren Aphrodisiakums führt. Massagen heben den Spiegel an. Und Sex natürlich auch.

Weiters empfohlen
Erdbeeren, Bananen und – wie bei allen biogenen Aminen – gereifte Lebensmittel, also etwa alter Käse (als Aphrodisiakum jedoch weniger hilfreich).

Vertrauensstifter

Oxytocin

Oxytocin ist ein Hormon, das übersetzt »schnelle Geburt« bedeutet. Dies ist auch eines seiner Hauptaufgabenbereiche – für die Wehen, also das Zusammenziehen der Gebärmutter während der Geburt, zu sorgen und, weil es schon dabei ist, auch gleich für die Kontraktion der Brustdrüsen, damit das Neugeborene sofort was zu trinken hat. Oxytocin hat jedoch auch noch eine Reihe anderer Wirkungen, die ihm die Namen »Sex-«, »Liebes-«, »Kuschel-« oder »Treuehormon« eingebracht haben. Denn das im Zwischenhirn produzierte Oxytocin spielt eine gewichtige Rolle bei der sozialen Bindung. Es wird freigesetzt, wenn wir in engem Kontakt mit anderen Menschen sind, wie z. B. beim Kuscheln oder beim Stillen eines Babys. Dadurch entsteht ein Gefühl von Vertrauen und Verbundenheit, das für unsere psychische Gesundheit von großer Bedeutung ist. Es kann dazu beitragen, den Blutdruck zu senken und Stress zu reduzieren, Ängste und Depressionen zu lindern und das Selbstvertrauen zu stärken. Ein rundum positives Hormon für den Körper!

BESTELLVORGANG

Kuscheln

Kuscheln mit einem lieben Menschen oder Haustier kann die Freisetzung von Oxytocin im Körper erhöhen. Die körperliche Nähe verstärkt das Bindungsgefühl und auch statistisch gesehen bleiben Paare, die viel Körperkontakt haben, länger zusammen. Allerdings gilt dabei: Die Person des Begehrens muss auch tatsächlich berührt werden wollen – sonst überwiegt das Stresshormon Cortisol und verscheucht das Oxytocin.

Massage

Eine Massage kann ebenfalls die Freisetzung von Oxytocin im Körper erhöhen. Eine sanfte Massage kann die Muskeln entspannen und zu einem Gefühl von Wohlbefinden und Entspannung führen. Noch ein wenig besser: die Massage durch die Partnerin oder den Partner. Die Wirkung der Substanzen aus der inneren Apotheke verspüren wir postwendend – ein Cocktail aus körpereigenen Opiaten, Cannabinoiden, Antidepressiva und Aphrodisiaka – was will man mehr?

Berühren

Doch bereits das Berühren führt zur Bildung von Oxytocin – zu einem guten Gefühl, zu mehr Vertrauen und einer Bindung zur Bezugsperson. In der Pflege setzt man auf solche Berührungen, das Halten der Hand kann Wunder wirken und so manches Psychopharmakon ersetzen.

Gebären und Stillen

Funktioniert nicht in allen Lebenslagen und ist nicht für

alle Geschlechter geeignet. Erhöht aber den Oxytocinspiegel enorm.

Heiraten

Tatsächlich kann sich der Oxytocinspiegel ganzer Sippen erhöhen, wenn sie durch den Akt der Hochzeit enger zusammenkommen. So hat die Wissenschaftsjournalistin Linda Geddes ihre eigene Hochzeit als Forschungsgegenstand genommen. Um die Zeremonie ein wenig entspannter zu gestalten, nahm ein Forschungsteam der kalifornischen Universität Claremont vor und nach der Hochzeit Blutproben der Hochzeitsgesellschaft und untersuchte die Hormonspiegel. Mit erstaunlichem Ergebnis: Tatsächlich zeigte sich eine Steigerung der Konzentration dieser Verbundenheitssubstanz – und zwar am stärksten bei der Braut. Etwas weniger bei der Brautmutter. Dann beim Brautvater. Platz vier belegte der Bräutigam. Wie auch immer das zu interpretieren ist. Im Vergleich zum Kuscheln eine doch recht aufwendige Methode. Geht auch nicht jeden Tag.

Lachen

Lachen steigert die Oxytocinproduktion. Gemeinsames Lachen schweißt zudem eine Gruppe zusammen. Die dunkle Seite dieses Mittels: Sie schließt andere Personen außerhalb des eingeschworenen Lach- und Kuschelkreises aus – ist also auch eine Substanz, die im schlimmsten Fall ein wenig xenophob macht.

Weiters empfohlen

Sex und Orgasmus; sinnlich essen, trinken und leben.

Anandamid

Anandamid ist ein körpereigenes Cannabinoid, das eine ähnliche Wirkung hat wie THC, der psychoaktive Wirkstoff von Cannabis. Es wird oft als »Bliss-Molekül« (»Wonne-Molekül«) bezeichnet, da es entspannend und euphorisierend wirkt. Der Name stammt aus dem Sanskrit (»Ananda« bedeutet »Freude«, »reines Glück« oder auch »inneres Entzücken«). Die hauseigene Droge wird von bestimmten Zellen im Gehirn produziert und bindet an die (namentlich auch tatsächlich so genannten) Cannabinoidrezeptoren im Körper, die in vielen verschiedenen Organen und Geweben vorhanden sind. Anandamid spielt eine wichtige Rolle bei der Regulation von Schmerzen, Appetit, Stimmung und Gedächtnis. Ein Mangel kann zu Angstzuständen, Depressionen und Schmerzen führen.

Die Halbwertszeit – und damit die Wirkdauer – ist allerdings relativ kurz und unser internes Cannabis wird durch das Enzym FAAH (Fettsäureamid-Hydrolase) sehr schnell auch wieder zerlegt. Die zweite Substanz im Cannabis, CBD, soll dieses Enzym blockieren und den Anandamidspiegel damit stabilisieren. Ein vergleichsweise junges Forschungsgebiet, das auch in der Schmerztherapie langsam Einzug hält.

BESTELLVORGANG

Kakao und schwarzer Pfeffer

Manche pflanzlichen Lebensmittel enthalten eine Vorstufe von Anandamid, etwa Kakao oder schwarzer Pfeffer.

Laufen

Es gibt Hinweise, dass nicht nur Endorphine, sondern auch unser Endocannabinoid-System ganz maßgeblich am »Runner's High« beteiligt ist.[12] Davon profitieren auch Menschen mit chronischen Schmerzen.

Sonnenbad

Eine ähnlich positive Wirkung wie auf Serotonin dürfte das UV-Licht der Sonne auf das Wachstum unseres inneren Marihuanas haben. Allerdings lässt sich auch hier schwer differenzieren, ob bei Bewegung in der Sonne und an der frischen Luft die Bewegung, die Sonne oder die frische Luft den stärksten Impact auf die Substanz hat.

Terpene

Diese flüchtigen organischen Substanzen finden sich nicht nur im Wald, sondern werden mittlerweile auch in der Aromatherapie angewendet: Pfefferminz, Zitronenbaum oder Thymian sind geeignet, um das Endocannabinoid-System anzuregen. Oder eben ein Spaziergang im Wald, der voll ist von Terpenen, die die Bäume großzügig versprühen.

Weiters empfohlen

Massage, Yoga, Sex.

Endocannabinoidrezeptoren

Dass wir in unserem Inneren Rezeptoren für Suchtgifte wie Opiate haben, ist offenkundig. Immerhin gibt es solche Endorphine auch in uns drin. Weniger bekannt ist, dass es auch Bindungsstellen für weitere gesellschaftlich umstrittene Substanzen wie Cannabis gibt. Diese inneren Endocannabinoidrezeptoren dienen der Regulation zahlreicher körperlicher Funktionen wie Schmerzempfinden, Appetit und Stimmung. Die CB1-Rezeoptoren im Gehirn werden nicht nur durch das THC aus dem Marihuana aktiviert, sondern auch durch das körpereigene Anandamid. (Das legale CBD, das als Wundermittel bei zahlreichen Leiden gehypt wird, interagiert übrigens eher mit den CB2-Rezeptoren in der Peripherie).

Eine Möglichkeit, die Aktivität Ihrer Endocannabinoidrezeptoren zu erhöhen, ist regelmäßige Bewegung. Bereits nach 30 Minuten körperlicher Anstrengung macht sich ein gutes Gefühl breit, an dem unser inneres Cannabis nicht ganz unschuldig ist.

Bestimmte Nahrungsmittel wie dunkle Schokolade, Kurkuma und Grüntee enthalten natürliche Verbindungen, die als Cannabinoide wirken und das Endocannabinoid-System aktivieren können. Zudem können ätherische Öle wie Lavendelöl und Rosmarinöl dazu beitragen, die Aktivität der Endocannabinoidrezeptoren zu erhöhen. Auch Kämpferol, in roten Weintrauben, Grapefruit oder Äpfeln enthalten, kann hilfreich sein.

Für die betuchte Leserschaft sei der Vollständigkeit halber erwähnt, dass vor allem der Verzehr der seltenen und überaus teuren schwarzen Trüffel den Anandamidspiegel erhöht.

Gammaaminobuttersäure (GABA)

Gammaaminobuttersäure ist ein wichtiger Neurotransmitter, der eine beruhigende Wirkung auf das Nervensystem hat. Ähnlich dem Progesteron wird es auch als natürliches Beruhigungsmittel des Körpers bezeichnet. Eine ausreichende GABA-Produktion ist wichtig für die Stimmungsregulation, die Reduktion von Stress und Angstzuständen sowie die Verbesserung des Schlafs.

Die Aminosäure wird in der Bauchspeicheldrüse und auch im Gehirn produziert. Indem die Weiterleitung bestimmter Reize blockiert wird, entfaltet sich ein dämpfender Effekt – was beruhigend und entspannend auf uns einwirkt. Auch die Linderung von Schmerz und Angst wird GABA zugeschrieben. Unterm Strich macht es uns emotional stabil und sorgt dafür, eine Überstimulation zu vermeiden. Ein Mangel an GABA macht sich in Schlafstörungen, erhöhter Schmerzempfindlichkeit oder Stresserleben bemerkbar. Nicht umsonst greifen Psychopharmaka genau dort an: Die klassischen Schlafmittel oder auch Narkotika machen sich die GABA-Rezeptoren zunutze. Das funktioniert zwar, macht aber auch abhängig. Insofern lohnt es sich, die inneren Mechanismen kennenzulernen und zu aktivieren.

BESTELLVORGANG

Die 4-7-8-Atmung

Tiefe Atmung ist eine effektive Methode, um Stress abzubauen und die GABA-Produktion zu erhöhen. Die 4-7-8-Atmung ist ein guter Einstieg – vier Sekunden lang einatmen, sieben Sekunden lang die Luft anhalten und acht Sekunden lang ausatmen – das lässt sich auch ohne abgeschlossenes Yogastudium durchführen. Darüber hinaus gibt es noch eine ganze Reihe überaus effektiver Pranayama-Techniken bzw. -Atemübungen, die den Energiefluss im Körper harmonisieren.

Grüner Tee

Grüner Tee verfügt über eine Reihe gesundheitsfördernder Bestandteile. Einer davon ist der sekundäre Pflanzenstoff EGCG, der die Aktivität von GABA steigert. Auch eigens entwickelte GABA-Tees gibt es mittlerweile im Angebot.

Weiters empfohlen

Regelmäßiger Sport, Yoga, Meditation, Singen.

Rund um den Stress

Energiebooster

Adrenalin

Adrenalin ist ein Hormon, das vom Körper in Stresssituationen produziert wird. Es wird auch als »Kampf-« oder »Flucht-Hormon« bezeichnet, da es uns in bedrohlichen Situationen dazu befähigt, schnell zu reagieren. Adrenalin wird in den Nebennieren produziert und in den Blutkreislauf abgegeben. Dadurch erhöht sich der Blutdruck, der Herzschlag beschleunigt, die Atemwege werden erweitert, um mehr Sauerstoff aufnehmen zu können, und die Pupillen werden geweitet, um die Wahrnehmung zu verbessern. Schließlich galt es seinerzeit, einem Raubtier rasch zu entkommen. Man musste dazu nicht unbedingt schneller sein als das Tier, bloß schneller als die Kollegin oder der Kollege. Nicht sonderlich sozial, aber aus diesem Genpool stammen wir nun mal ab.

Adrenalin kann aber auch negative Auswirkungen auf den Körper haben, wenn es auf lange Sicht überproduziert wird. Da wir nur kurze Zeit einen Adrenalin-schub überstehen, beginnt unser Körper stattdessen mit der Produktion einer inneren Arznei, die unseren Organismus auf

Dauer auf eine entbehrungsreiche Zeit einstellt: das so ungeliebte Cortisol. Vom Image ist Adrenalin cooler: Man ist stolzer Adrenalinjunkie, selten jedoch Cortisonjunkie.

BESTELLVORGANG

Sich erschrecken lassen
Der bei der YouTube-Generation so beliebte »Prank«, bei dem man lustige Streiche spielt – etwa eine Königskobra ins Brotkörbchen setzen –, kann zu einer plötzlichen und massiven Ausschüttung von Adrenalin führen. Denn dies ist eine Situation, die von unserem Großhirn nicht bewertet wird, da es schlicht keine Zeit gibt. Hier gilt: »Time is survival« – eine Differenzialdiagnose, ob es sich bei dem zusammengerollten Ding um eine Zimtschnecke oder eine Schlange handelt, kann schließlich tödlich enden. Die Fast Lane zwischen Nebenniere und Gehirn sorgt umgekehrt für eine sofortige Fluchtreaktion – und einen gehörigen Adrenalinkick.

Bungee-Jumping
Beim Bungee-Jumping wird der Körper einer plötzlichen Belastung ausgesetzt, die dazu führen kann, dass Adrenalin ausgeschüttet wird. Die Wirkung ist nicht bei allen gleich – so mancher fühlt mehr Stress beim Elternsprechtag als beim Sprung von der Brücke.

Horrorfilme
Das Anschauen von Horrorfilmen kann den Körper einer erhöhten emotionalen Belastung aussetzen und die Freisetzung von Adrenalin fördern. Auch hier gibt es

große individuelle Unterschiede und auch hier gruseln sich manche weniger vorm Splattermovie, also vorm Splatter-Elternsprechtag.

Kampfsport
Kampfsportarten wie Karate oder Kickboxen können dazu beitragen, Adrenalin zu erhöhen, da sie den Körper einer erhöhten physischen Belastung aussetzen.

Weiters empfohlen
Parkourlauf, Tauchen mit Haien, Tanzen im Techno-Club, Eisbaden.

Stressmacher und Entzündungshemmer

Cortisol

Cortisol ist ein Hormon, das von den Nebennieren produziert wird und auch als »Stresshormon« bekannt ist. Es hilft bei der Regulierung von Körperfunktionen in Zeiten von Stress und Gefahr. Konkret werden all jene Dinge raufgeschraubt, die man für eine länger dauernde Flucht benötigt: höherer Blutdruck, rascherer Puls, mehr Zucker im Blut, eine stärkere Blutgerinnung, angespanntere Muskulatur. Auf der anderen Seite reduziert die Substanz all jene Funktionen, die nicht für das akute Überleben vonnöten sind und nur unnötig Energie verbrauchen: Libido, Verdauung oder das Immunsystem – Cortisol unterdrückt damit Entzündungsprozesse und Schmerzen – eine Eigenschaft, die man sich mit der Gabe vom nicht zufällig namensähnlichen Kortison zunutze macht. Andere Substanzen wie das männliche Geschlechtshormon Testosteron haben es schwer unter der Herrschaft von Cortisol – von jenen Vorfahren, die auf der Flucht vor dem Raubtier kurz einen kleinen Quickie eingelegt haben, stammen wir schließlich kaum ab.

So kann ein Überschuss an Cortisol zu Gewichtszunahme, Stimmungsschwankungen und Schlafproblemen führen, das Immunsystem schwächen und das Risiko von Herz-Kreislauf-Erkrankungen und Diabetes erhöhen. Ganz ohne kommen wir aber nicht aus: Ein Mangel hat Müdigkeit oder Muskelschwäche zur Folge.

BESTELLVORGANG

Mach Stress!

Die meisten wissen es vermutlich aus eigener, leidvoller Erfahrung, wie sich ein hoher Cortisolspiegel anfühlt. Gut geht es einem dabei in der Regel nicht, man fühlt sich, im wahrsten Sinne des Wortes, nicht wohl in seiner Haut. Das ist auch der Sinn der Sache, denn es ist eine klare Aufforderung unseres Körpers an uns, etwas zu ändern - und uns aus der Gefahrensituation zu begeben.

Übertraining

Körperliche Aktivität veranlasst die innere Apotheke zum Versand zahlreicher Mittel in den Körper. Man kann es aber auch übertreiben. Zu viel, zu lange, zu ungern.

Dann gerät der Organismus in Stress, die Cortisolausschüttung gewinnt die Oberhand. Cortisol steigt während eines intensiven Trainings kontinuierlich an, nach einer Stunde gehen viele der angestrebten positiven Effekte flöten. Cortisol hat hingegen keine Scheu, weiterzumachen und etwa den Blutzucker auch aus den Aminosäuren der Muskulatur zu gewinnen. Das wiederum wirkt katabol, baut also Muskelmasse ab und sorgt für längere Regenerationszeiten. Kurz: Zwei Marathons die Woche sind etwas viel – besser erst mal mit einem anfangen.

Weiters empfohlen

Viel ärgern, nichts delegieren und alles persönlich nehmen.

Rund ums Körpergewicht

Antidiabetikum

Insulin

Insulin ist ein Hormon, das von den Inselzellen in der Bauchspeicheldrüse produziert wird. Es spielt eine entscheidende Rolle bei der Regulierung des Blutzuckerspiegels, indem es Glukose aus dem Blut in die Zellen transportiert, wo es als Energiequelle genutzt wird. Es sorgt also dafür, dass sich die Trümmer einer Kalorienbombe auf Muskel-, Fett- oder Leberzellen verteilen (für die Zelltüren hat Insulin einen Universalschlüssel). Je höher die zugeführte Menge an Kohlenhydraten, desto rascher steigt der Insulinspiegel an, um diese Aufgabe erfüllen zu können.

Dieses Spiel geht so lange gut, solange wir das System nicht überlasten. Pausenlose Nahrungsaufnahme sorgt dafür, dass weder das Insulin noch die Zellen zur Ruhe kommen, die sich durch die dauerhafte Forderung des Insulins, Zucker aufzunehmen, in die Mangel genommen fühlen. Sie werden daher resistent gegenüber Insulin und tauschen das Schloss aus – und wir bekommen Diabetes (Typ 2).

Das Problem: Bei Bodybuildern ist dieser Wirkmechanismus durchaus beliebt, da er die Wirkung von Anabolika und – über das Wachstumshormon IGF1 – den Muskelaufbau verstärkt. Für die meisten anderen, die versuchen, ihren Körper mit Diäten zu builden, ist es jedoch kontraproduktiv. Denn Insulin ist jenes Mittel, das auf der Fettverbrennungsbremse steht. Es geht also nicht darum, unseren Insulinspiegel zu steigern, sondern darum, Insulinsensitivität, also das Ansprechen der Zellen auf Insulin, zu erhöhen.

BESTELLVORGANG

Intervalltraining

Intervalltraining ist eine Form des Hochintensitätstrainings, das dazu beitragen kann, die Insulinsensitivität zu erhöhen.

Restorative Yoga

Statt anstrengender Asanas, die man sonst auch aus dem Yoga kennt, geht es hier um Entspannung. Langsame Bewegungen und langes Halten der Positionen sorgen beim metabolischen Syndrom (jene Stoffwechselerkrankung, die sich aus dem klassisch ungesunden Lifestyle ergibt) für eine Verbesserung der Werte. Es ist wie ein »Reset« für Körper, Geist – und Insulin.

Intervallfasten

Egal, ob 16:8 (hier hat man ein Zeitfenster von acht Stunden, in denen man essen kann, die übrigen 16 Stunden des Tages nimmt man – von Getränken abgesehen – nichts zu sich), ein Tag essen / ein Tag fasten, die Warrior-Diät, Metabolic Balance, Dinner-Cancelling, Ramadan oder die 40-Tage-Wüsten-Fasten-Kur: In dem Moment, wo man dem Körper Pausen gönnt, können sich sowohl Insulin als auch Zellen erholen. Und ganz nebenbei steigt das Hormon endlich auch mal runter von der Fettverbrennungsbremse.

Weiters empfohlen
Pilates, Gartenarbeit, Omega-3-Fettsäuren, Avocado, Nüsse.

Appetitanreger

Ghrelin

Ghrelin wird auch oft als das »Hungerhormon« bezeichnet und zählt zu den gemeinsten Substanzen für Abnehmwillige, da es den Appetit anregt. Es wird im Magen produziert und sorgt dafür, dass wir Hunger bekommen. Vor den Mahlzeiten steigt der Spiegel also an – vor allem, wenn wir Essen zu sehen bekommen. Einige Studien haben gezeigt, dass ein erhöhter Ghrelinspiegel das Belohnungssystem im Gehirn aktiviert und uns dazu motiviert, etwas zu essen.[13]

Dummerweise hemmt es auch die Fettverbrennung und vergrößert die Fettspeicher. Dafür stimuliert es auch den Knochenstoffwechsel und hat auch antientzündliche Wirkungen – ist also nicht nur der hormonelle Bösewicht, für den es landläufig gehalten wird. Zumal uns Ghrelin das Überleben in der Geschichte gesichert hat: Das Hormon hat verhindert, dass ein Mitglied der Sippe angesichts eines frisch erlegten Mammuts nach zwei Bissen den Spieß zur Seite gelegt und gemeint hat: »Danke, keinen Appetit mehr!« Dieses Mitglied hätte nicht lange überlebt, denn das nächste Mammut gab es erst einen Monat später. Heute liegt bereits tags darauf das nächste Mammut im Kühlschrank – und der Appetit ist wieder da.

BESTELLVORGANG

Essen wegräumen
Die einfachste Methode, um Ghrelin abzubestellen bzw. zu reduzieren, ist, den Anblick von Essen zu vermeiden - aus den Augen, aus dem Sinn. So ekelig kann die Weihnachtsbäckerei gar nicht sein, dass wir nicht jedes Mal zugreifen, wenn sie in unserem Blickfeld ist. Lieber in einen hohen Kasten verräumen - dann muss man zumindest einen Klimmzug machen, bevor man an die Süßigkeit gelangt.

Intermittierendes Fasten
Phasen der Nahrungskarenz tragen dazu bei, den Ghrelinspiegel im Körper zu senken, da es den Körper auf natürliche Weise dazu anregt, weniger Hungerhormone zu produzieren. Ganz egal, ob Dinner-Cancelling, 16:8 oder ein Tag essen / einen Tag Pause.

Ausdauertraining
Körperliche Bewegung kurbelt den Stoffwechsel an und reduziert das Hungergefühl - das wiederum senkt den Ghrelinspiegel.

Restorative Yoga

Restorative Yoga beinhaltet langsame, sanfte Bewegungen, die den Körper beruhigen – unanstrengende Moves statt anstrengende Asanas können ebenfalls dazu beitragen, den Ghrelinspiegel zu senken.

Ballaststoffreiche, eiweißbasierte Ernährung

Eine Ernährung, die reich an Proteinen ist, kann dazu beitragen, den Ghrelinspiegel im Körper zu senken, indem sie den Körper auf natürliche Weise sättigt und somit den Hunger reduziert. Ähnliches gilt für ballaststoffreiche Kost. Oder umgekehrt gesagt: Der Schokoriegel zwischendurch hat den gegenteiligen Effekt!

Kaugummi kauen

Das Kauen von zuckerfreiem Kaugummi kann dazu beitragen, den Ghrelinspiegel im Körper zu senken, da es den Magen stimuliert und somit den Hunger reduziert. Die Sache ist nicht unumstritten. Klar ist jedoch, dass man, solange man Kaugummi kaut, zumindest nichts anderes essen kann.

Grüner Tee

Grüner Tee kann dazu beitragen, den Ghrelinspiegel im Körper zu senken. Er kurbelt den Stoffwechsel an und ist außerdem reich an Antioxidantien.

Weiters empfohlen

»A Linse a day keeps the Ghrelin away« – Hülsenfrüchte sind nicht nur protein- und ballaststoffreich, sie halten damit auch das Ghrelin in Schach.

Appetitzügler

Leptin

Leptin ist ein schmales Hormon mit großer Wirkung: Der Name stammt aus dem Griechischen und bedeutet »dünn«. Tatsächlich spielt das Hormon eine wichtige Rolle bei der Regulation unseres Gewichts.

Leptin wird in den Fettzellen unseres Körpers produziert und gelangt über das Blut ins Gehirn. Dort dockt es an spezielle Rezeptoren an und signalisiert dem Körper, wie viel Fett vorhanden ist. Je mehr Fett im Körper vorhanden ist, desto höher ist auch der Leptinspiegel. Leider bedeutet das nicht, dass übergewichtige Menschen, die mitunter sogar einen erhöhten Leptinspiegel aufweisen, leichter abnehmen. Denn oft stellt sich dabei eine Leptinresistenz ein. Das bedeutet, dass die Rezeptoren im Gehirn nicht ausreichend auf den dauerhaft erhöhten Spiegel reagieren, was wiederum zu einer weiteren Gewichtszunahme bis hin zur Fettleibigkeit führen kann.

BESTELLVORGANG

Intervallfasten mit »Cheat-Days«

Intervallfasten kann dazu beitragen, den Leptinspiegel im Körper zu erhöhen, indem es den Körper auf natürliche Weise dazu anregt, mehr Leptin zu produzieren bzw. dessen Sensitivität zu erhöhen. »Cheat-Days«, also Tage, an denen »gemogelt« oder »gesündigt« werden darf, machen das Leben durch legales Betrügen nicht nur erträglicher, sondern bringen den Stoffwechsel immer wieder auf Touren.

Kein Essen nebenbei

Nebenbei zu essen, hat immer auch mit einem erhöhten Stresslevel zu tun, man gönnt sich nicht die Zeit, sondern erledigt die Nahrungsaufnahme gleich neben der Arbeit. Das sich hier dazugesellende Cortisol ist nur kein allzu guter Digestif und sorgt für eine ungünstige Stoffwechsellage. Zudem neigt man bei den Heißhungerattacken, die sich dabei einstellen, dazu, rasch verfügbare Kohlenhydrate zu sich zu nehmen. Und genau das steht der Wirkung von Leptin entgegen.

Wilfords Dreiflügelfrucht

Die aus China stammende Dreiflügelfrucht ist eine Kletterpflanze, die dort in der traditionellen chinesischen Medizin Anwendung findet. Der Inhaltsstoff Celastrol soll beim Abnehmen helfen, indem es die Wirkung von Leptin verstärkt. Bevor man allerdings das Mittel im gut sortierten Asia-Shop besorgt, sollte man gewarnt sein: Die Pflanze ist giftig und kann potenziell schwere Nebenwirkungen hervorrufen. Zur Abklärung vorab also lieber in die TCM-Praxis seines Vertrauens.

Weiters empfohlen

Ausdauersport, Krafttraining, protein- und ballaststoffreiche Ernährung, Omega-3-Fettsäuren.

Stoffwechselregulator

Adiponectin

Adiponectin ist ein Hormon, das in unserem Fettgewebe gebildet wird. Im Gegensatz zu anderen Fettgewebehormonen wie Ghrelin und Leptin arbeitet Adiponectin für uns, indem es unseren Stoffwechsel reguliert und Entzündungen reduziert. Es hilft auch bei der Kontrolle des Blutzuckerspiegels und der Fettsäureoxidation, wodurch es eine wichtige Rolle bei der Verhinderung von Insulinresistenz und Typ-2-Diabetes spielt.

Adiponectin wirkt zudem auch dem Entstehen einer Fettleber entgegen, einer meist durch ausschweifenden Lebensstil hausgemachten Zivilisationserscheinung. Leider produzieren vor allem Menschen mit geringem Körperfettanteil viel Adiponectin – also eigentlich jene, die es gar nicht so unbedingt brauchen würden.

BESTELLVORGANG

Fermentierte Lebensmittel

Probiotika, die in fermentierten Lebensmitteln wie Sauerkraut, Kefir und Kombucha enthalten sind, können die Produktion von Adiponectin im Darm erhöhen.

Beeren und Kokosöl

Beeren sind unbestritten gesund und helfen dabei, den Adiponectinspiegel zu erhöhen. Auch Kokosöl wird eine ähnlich günstige Wirkung zugeschrieben, wenngleich dieses Fett in den letzten Jahren etwas in Ungnade gefallen ist, da es zum Großteil aus gesättigten Fettsäuren besteht – also der Baustein von Schmalz. Mittlerweile hat man es aber wieder rehabilitiert, zumal die darin enthaltenen mittelkettigen Fettsäuren einen günstigen Einfluss auf das Hormon haben sollen.

HIIT-Training

Körperliche Aktivität erhöht die Produktion von Adiponectin im Körper, insbesondere wenn Sie Übungen mit höherer Intensität durchführen. Das Hochintensive Intervalltraining (HIIT) vereint ein Training mit maximaler Intensität mit kurzen Ruhepausen. Ziel ist es, maximal viel Fett zu verbrennen und das Muskelwachstum anzuregen. Nicht dass das nicht das Ziel jedes Trainings wäre, es scheint nur mit Pause-Intervallen leichter zu gehen.

Weiters empfohlen

Wenig Zucker, wenig Transfette (bekannt aus gut sortierten Fast-Food-Lokalen und industriell gefertigten Lebensmitteln), regelmäßige Bewegung, ausreichend Schlaf.

Sattmacher

Cholecystokinin (CCK)

Cholecystokinin ist ein Hormon, das uns satt macht. Es wird von den Zellen des Dünndarms freigesetzt, sobald Nahrung in den Magen gelangt, und signalisiert dem Körper, dass er genug gegessen hat und den Appetit drosseln soll. Außerdem regt CCK die Produktion von Verdauungsenzymen in der Bauchspeicheldrüse an und bewirkt, dass die Gallenblase Kontraktionen ausführt und somit Gallensäure in den Darm abgibt. Damit können Fett und fettlösliche Vitamine besser aufgenommen werden.

Darüber hinaus beeinflusst das Hormon auch unser Wohlbefinden. Es bindet an spezielle Rezeptoren im Gehirn, die eng mit der Regulation unserer Emotionen und Stressreaktionen verbunden sind. Es kann somit eine beruhigende Wirkung haben und Stresssymptome lindern. Es ist der Stoff, der zufrieden satt macht.

Allerdings gibt es auch Situationen, in denen CCK negative Auswirkungen hat. Menschen mit Essstörungen, wie beispielsweise Bulimie, haben oft eine gestörte CCK-Produktion, die Heißhungerattacken triggern kann – dies ist allerdings nur einer von vielen Gründen.

BESTELLVORGANG

Langsam essen

Wenn Sie langsam essen, haben Sie mehr Zeit, um die Nahrung zu kauen und zu verdauen, was wiederum die Freisetzung von CCK erhöhen kann. Eine kleine Mahlzeit kann dazu beitragen, dass sich Nahrung schneller durch den Verdauungstrakt bewegt, was wiederum die Freisetzung von CCK erhöht.

Nüsse bei Heißhunger

Wenn man zu Heißhungerattacken neigt, so kann der Griff zum Studentenfutter helfen, den Appetit in Schach zu halten. Die proteinreichen Nüsse bringen CCK hervor, das wiederum Sättigungssignale ans Gehirn sendet. Schummeln mit Nusskuchen oder Snickers ist hier ausdrücklich nicht empfohlen. Fettreiche Kost erhöht zwar den CCK-Spiegel, jedoch dürfte sich langfristig, ähnlich dem Leptin, eine Resistenz einstellen.

Weiters empfohlen

Proteinreiche, ballaststoffreiche Kost und ketogene Low-Carb-Kost.

Abnehmhilfe

Glucagon-like peptide-1 (GLP-1)

GLP-1 ist ein natürlich im Darm gebildetes Sättigungshormon. Es wird freigesetzt, wenn Nahrung in den Darm gelangt. In weiterer Folge stimuliert das Hormon die Insulinsekretion durch die Bauchspeicheldrüse und hemmt gleichzeitig die Freisetzung von Glukagon, einem Hormon, das den Blutzuckerspiegel erhöht. Auf diese Weise kann GLP-1 dazu beitragen, den Blutzuckerspiegel zu regulieren und zu stabilisieren.

Da es den Appetit zügelt und die Magenentleerung verzögert, liegt die Idee nahe, sich das Ganze als Diätbooster zunutze zu machen. Eine Substanz, die genau an diesem Rezeptor andockt, ist Semaglutid. Das kostspielige Medikament ist mittlerweile in aller Munde bzw. in aller Bauchfalten, in die es gespritzt werden kann. Eigentlich für Menschen mit Diabetes gedacht, gilt das Mittel mittlerweile als Hollywood-Wunderdroge, gepusht durch prominente Anwenderinnen und Anwender wie Kim Kardashian oder Elon Musk. Umso interessanter die Frage, ob man nicht das körpereigene GLP-1 aus den Regalen der inneren Apotheke räumen kann – man kann!

BESTELLVORGANG

Proteinreiche Kost

Die Produktion des insulinotropen Hormons GLP-1 wird durch proteinreiches Essen getriggert. Fisch, Fleisch und Hülsenfrüchte sind hier die Nahrungsmittel der Wahl. Auch in Nüssen steckt viel Protein.

Gezielte Sportinterventionen

Es ist bekannt, dass körperliche Tätigkeiten gerade bei Diabetes Typ 2 hilfreich sein können. Einen möglichen Mechanismus hat man erst vor Kurzem an der Universität Basel entdeckt.[14] Wird ein Muskel trainiert, so produziert er Interleukin 6, ein Eiweiß, das eine wichtige Rolle bei Entzündungen spielt. Dieser Stoff stimuliert direkt GLP-1.

Kräuter

Kurkuma, Zimt oder das im Wein enthaltene Resveratrol, auch Heilpflanzen wie Gardenienfrüchte oder Berberin sollen GLP-1 erhöhen.

Weiters empfohlen

Intermittierendes Fasten (Intervallfasten) und ballaststoffreiche Kost.

Rund ums Geschlecht

Fruchtbarkeitsturbo: Östrogen

Östrogen ist das weibliche Hormon schlechthin und spielt demnach auch eine wichtige Rolle bei der körperlichen und emotionalen Gesundheit von Frauen. Es wird von den Eierstöcken produziert sowie auch im Fettgewebe und den Nebennieren. Da die meisten Männer zwar selten über Eierstöcke verfügen, sehr wohl aber über Nebennieren und vor allem über jede Menge Fett, sind auch sie in der Lage, diese »weiblichen« Sexualhormone zu produzieren.

Östrogen hat viele Funktionen im Körper. Es reguliert den Menstruationszyklus, unterstützt aber genauso auch das Knochenwachstum. Im Zyklus sorgt es dafür, dass der Körper für eine mögliche Befruchtung bereit ist. Das soll nicht despektierlich klingen, aber rein biologisch betrachtet fokussiert sich der Organismus unter dem Einfluss des Östrogens nun einerseits auf den Eisprung, sorgt aber andererseits auch dafür, dass man sich ein wenig für den Heiratsmarkt aufbrezelt. Dieser durchaus nicht unsexistische Blick auf den weiblichen Organismus wurde in Wien erforscht: Studentinnen trugen, im Rahmen eines standardisierten Diskothekenbesuches, tatsächlich rund um den Eisprung unbewusst weniger Stoff auf der Haut.[15]

Ein Ungleichgewicht im Östrogenspiegel kann im Körper zu verschiedenen gesundheitlichen Problemen führen, wie z. B. unregelmäßige Menstruationszyklen, Hitzewallungen und Stimmungsschwankungen. Mit dem Wegfall des Hormons im Klimakterium haben Frauen in den Wechseljahren jedoch mitunter deutlich mehr zu leiden.

BESTELLVORGANG

Hormonyoga

Beim Hormonyoga handelt es sich um eine bestimmte Art von Yoga, die sich vom Kundalini- oder Hatha-Yoga ableitet und aus speziellen Übungsfolgen besteht, die dazu beitragen können, den Östrogenspiegel zu erhöhen. Diese Art von Yoga beinhaltet langsame, kontrollierte Bewegungen, die den Körper auf natürliche Weise stimulieren können (Asana) und Atemübungen (Pranayama). Um zu erfahren, wie es genau funktioniert, aus dem herabschauenden Hund heraus einen Ausfallschritt zu machen oder die Schulterbrücke durchzuführen, kann man den YouTube-Yogakanal seines Vertrauens aufrufen.

Tanz

Tanzen kann den Östrogenspiegel erhöhen, da es den Körper auf natürliche Weise stimuliert. Es kann helfen, Stress abzubauen und die Stimmung zu verbessern. Nebenbei sorgt diese Art der Bewegung dafür, dass die Muskeln so an den Knochen ziehen, dass das Skelett gefestigt wird und damit seltener Osteoporose auftritt.

Aromatherapie

Die Verwendung von ätherischen Ölen wie Lavendel oder Zitronengras kann dazu beitragen, den Östrogenspiegel zu erhöhen. Diese Öle können durch Einatmen oder durch Massage auf die Haut aufgetragen werden. Etwas in Verruf geraten sind Lavendel- und Teebaumöl, da sie auch bei Jungs zu vermehrtem Brustwachstum führen können. Gegen eine sanfte Aromatherapie spricht jedoch nichts.

Dunkle Schokolade

Der Verzehr von dunkler Schokolade kann dazu beitragen, den Östrogenspiegel zu erhöhen. Schokolade enthält Phytoöstrogene, die ähnlich wie Östrogen im Körper wirken. Prinzipiell gilt: Je dunkler und je weniger Zucker, desto besser. Einfach mal ausprobieren, ob man den 150-prozentigen Kakaoanteil runterbringt.

Sexuelle Aktivität

Sexuelle Aktivität kann dazu beitragen, den Östrogenspiegel bei Frauen zu erhöhen. Dies liegt daran, dass sexuelle Stimulation den Körper dazu anregt, mehr Östrogen zu produzieren. Beim Sex arbeiten die Hormondrüsen auf Hochtouren. Testosteron, Endorphine, Dopamin, Oxytocin und nicht zuletzt Östrogen durchfluten den Organismus. Darüber hinaus gilt: Wer diese Funktion benutzt, wird auch lange an ihr Freude haben.

Bier

Hopfen enthält Phytoöstrogene. Die »Bierbrüste« dürften jedoch eher dem vermehrten Fettgehalt geschuldet sein, der bei Männern zu einem Umbau von Testosteron zu Östrogen führt - und dabei ist Bier meist nicht die einzige Ursache.

Weiters empfohlen
Sojabohnen, Rotklee oder Frauenmanteltee.

Nestgefühlverstärker

Progesteron

Progesteron ist ein wichtiges Hormon im weiblichen Körper, das von den Eierstöcken produziert wird. Und zwar aus jener Wunde, die ein gesprungenes Ei zurücklässt und einen gelben Grund hat (Gelbkörperhormon). Es spielt eine entscheidende Rolle bei der Schwangerschaft: Es baut die Gebärmutterschleimhaut auf und erhält sie aufrecht, um den Embryo zu unterstützen – der Körper wird damit vom östrogengestählten Sportwagen in ein Wohnmobil umgebaut. Gemütlich, entspannt, aber eben nicht allzu spritzig.

Ein Ungleichgewicht im Progesteronspiegel verursacht gesundheitliche Probleme, wie z. B. unregelmäßige Menstruationszyklen und Unfruchtbarkeit. Frauen können auch während der Wechseljahre einen Mangel an Progesteron erfahren, was zu Hitzewallungen und Schlafstörungen führen kann. Am Ende des Monatszyklus kann ein Zuwenig an Progesteron zum prämenstruellen Syndrom (PMS) führen.

BESTELLVORGANG

Hormonyoga

So wie beim Östrogen kann Hormonyoga auch beim Progesteron eine hilfreiche Option sein, um das Mittel aus dem körpereigenen Arzneischrank zu befördern.

Yamswurzel

Das aus der Pflanze hergestellte Diosgenin wird verwendet, um »bioidentisches Progesteron« herzustellen – also eine Substanz, die dem in den Eierstöcken produzierten Gelbkörperhormon sehr ähnlich ist. Als Wohlfühlhormon ohne Nebenwirkungen auf die Haut aufgetragen oder als Nahrungsergänzungsmittel wird es von Fans der synthetischen Hormonersatztherapie oft belächelt. Mit der klassischen Behandlungsform der Auffüllung geleerter Hormontöpfe durch Medikamente ist man seit 20 Jahren allerdings sehr vorsichtig geworden, da sie das Risiko für Brust - oder Gebärmutterkrebs erhöhen.

Aerobic

Obwohl diese Form des Work-outs eher 1980er-Retrostyle und Jane Fonda zum Zeitpunkt der Studie bereits jenseits der 80 war, hat man die positive Auswirkung dieses Sportes bei Polyzystischem Ovar-Syndrom, einer hormonellen Störung, die mit unregelmäßigen Menstruationszyklen und erhöhten Androgenspiegeln einhergeht, untersucht: Regelmäßiges Training wirkt sich positiv aus, wie neueste Studienergebnisse belegen.[16]

Schafgarbentee
Schafgarbe kann dazu beitragen, den Progesteronspiegel zu erhöhen. Als Tee gekocht wirkt sie beruhigend und hilft, Stress abzubauen.

Weiters empfohlen
Pilates, Tanzen, Spazierengehen und Stretching.

Power-Pill

Testosteron

Testosteron wird meist mit Muskeln und toxischer Männlichkeit assoziiert. Doch auch Frauen produzieren dieses Hormon in geringen Mengen, klarerweise nicht wie die Männer in den Hoden, aber, in geringer Menge, in der Nebenniere und den Eierstöcken. In jedem Falle genug, um die Wirkung dieses Geschlechtshormons als aktivierende Substanz wahrnehmen zu können. Tatsächlich zeichnet es für weit mehr als den Bartwuchs verantwortlich.

Auch für die Regulierung der Libido, der Produktion von roten Blutkörperchen und der Aufrechterhaltung von Knochenmasse braucht es Testosteron. Ein Mangel führt hingegen zu Depression, Kraft- und Antriebslosigkeit sowie zu sexuellen Funktionsstörungen. Das Stresshormon Cortisol gilt als effektive Testosteronscheuche, die es daher in Schach zu halten gilt.

BESTELLVORGANG

Actionfilme ansehen
Es klingt plump, aber: Beim Beobachten testosterongeschwängerter Handlungen wird auch der eigene Spiegel angehoben.

Gewinnen
Ein ganz einfacher Trick, sein Männlichkeitshormon zu steigern, ist: zu gewinnen. Laut Studien haben Männer, die als Sieger hervorgehen, höhere Testosteronspiegel (bei den Verlierern sinkt er).[17] Suchen Sie nach Gegnern, gegen die Sie garantiert gewinnen. Ihre Großmutter freut sich, wenn Sie sich mal melden.

Abnehmen
Um das Testosteron vor dem Umbau in Östrogen im Fettgewebe zu schützen, kann man Fettgewebe reduzieren oder den Speiseplan so umstellen, dass er reich an Omega-3-Fettsäuren ist.

Eiweißshakes
Sie sind meist teurer als proteinhaltige Kost und in der Regel auch deutlich ungesünder, bei Bodybuildern aufgrund der Praktikabilität jedoch sehr beliebt – denn Eiweißshakes bringen das Testosteron nach oben. Vorsicht auf die Nieren: Viel trinken!

Krafttraining und HIIT
Krafttraining mit schweren Gewichten kann dazu beitragen, den Testosteronspiegel zu erhöhen. Übungen wie Kniebeugen, Kreuzheben und Bankdrücken sind

besonders wirksam. Auch Hochintensives Intervalltraining (HIIT) ist eine effektive Möglichkeit: Kurze, intensive Übungen wie Burpees, Sprinten und Seilspringen können dabei helfen.

Wim-Hof-Methode

Eine Atem- und Kältetherapie, die von dem niederländischen Extremsportler Wim Hof entwickelt wurde, treibt das Testosteron ebenfalls noch in die Höhe. Das Prinzip basiert auf drei Säulen: Atemübungen, mentale Konzentration und eiskalte Kälteanwendungen. O-Ton Wim Hof: »A cold shower a day keeps the doctor away.«

Sexual Kung-Fu

Beim Sexual Kung-Fu handelt es sich weniger um eine Kampfsportart als vielmehr um eine Reihe von Praktiken, die in der traditionellen chinesischen Medizin entwickelt wurden, um die sexuelle Energie zu lenken und zu steigern. Diese Praktiken beinhalten Atemübungen, Meditation und Körperübungen, die dazu dienen, die sexuelle Energie zu sammeln und zu transformieren.

Sexuell aktiv bleiben

Wie bei allen Funktionen unseres Körpers gilt auch hier: Use it or lose ist. Wer in jüngeren Jahren ein erfülltes Sexualleben hat, hat gute Chancen darauf, dass es so bleibt – ganz unabhängig von der Potenz.

Power-Posing

Die bekannte Übung der US-amerikanischen Sozialpsychologin Amy Cuddy ist zwar nicht ganz unumstritten, einen Versuch ist sie aber allemal wert: Vor einer Prüfungssituation oder einem Vorstellungsgespräch für zwei Minuten eine Pose wie Chuck Norris einnehmen. Das bringt den Cortisolspiegel runter und unseren Testosteronspiegel hinauf – bis wir zu strahlen beginnen. Dabei geht es weniger darum, Mimen exakt zu imitieren, sondern das Gefühl »Alter Haudegen geht ein Problem an« in sich heraufzubeschwören und nachzuempfinden. Einfach ausprobieren. Doch wir wissen: Chuck Norris probiert nicht, er zieht es durch!

Weiters empfohlen
Schwimmen, Outdooraktivitäten, Paintball – und nicht vergessen: Alle Tipps gelten für alle Geschlechter!

Anti-Aging-Mittel

Dehydroepiandrosteron (DHEA)

Dehydroepiandrosteron ist ein Hormon, das von den Nebennieren produziert wird und eine wichtige Rolle bei der Regulierung von Stoffwechsel und Hormonhaushalt spielt. Es wird oft als »Jungbrunnen-Hormon« bezeichnet, da es mit dem Alterungsprozess in Verbindung gebracht wird.

DHEA hat positive Auswirkungen auf die körperliche Gesundheit. Es kann dazu beitragen, den Blutdruck zu regulieren, das Immunsystem zu stärken und den Knochenabbau zu reduzieren. Darüber hinaus kann DHEA auch dabei helfen, den Cholesterinspiegel zu senken und das Risiko für Herz-Kreislauf-Erkrankungen zu reduzieren. DHEA spielt auch eine wichtige Rolle bei der Regulierung der Sexualhormone, es ist die Vorstufe von Testosteron und Östrogen. Zudem erhöht es die Stresstoleranz. Allerdings nimmt die Produktion von DHEA im Körper im Alter ab – und zwar bereits ab 30. Ein Mangel an DHEA kann mit verschiedenen Störungen in Verbindung gebracht werden, wie z. B. Depressionen, Angstzuständen und sexuellen Problemen.

BESTELLVORGANG

Spermidin

Das in den letzten Jahren zur Wundersubstanz erkorene biogene Amin Spermidin, das nicht nur in der gleichnamigen Körperflüssigkeit, sondern auch in Weizenkeimen, lange gereiftem Käse oder dem hippen koreanischen Kimchi enthalten ist, gilt nicht nur als heißester Kandidat für Anti-Aging, sondern dürfte einer Studie zufolge auch den DHEA-Spiegel anheben.[18]

Yoga

Die Praxis von Yoga kann auch dazu beitragen, DHEA im Körper zu erhöhen. Einige Yoga-Übungen wie der herabschauende Hund haben gezeigt, dass sie die DHEA-Produktion ankurbeln.

Chrom essen

Ohne das Spurenelement Chrom kann unsere innere Apotheke DHEA nicht herstellen. Gute Quellen sind Meeresfrüchte, Milch, Nüsse, Cerealien oder Erdbeeren.

Ginseng, Ashwagandha und Yams

Auch asiatische Naturheilmittel können den DHEA-Spiegel anheben. Vor allem die aus der ayurvedischen Medizin bekannte Schlafbeere – Ashwagandha – erfreut sich beim Körpertuning großer Beliebtheit. Ginseng verbessert das Verhältnis zwischen DHEA und Cortisol, das mancherorts als Maß für Stress und vorzeitiges Altern herangezogen wird. In der Yamswurzel ist – das wie DHEA wirkende – Diosgenin natürlich enthalten.

Magnesium

Magnesium wird vor allem bei Sport und in der Schwangerschaft verbraucht – und auch bei Stress. Wer lange Zeit auf einem hohen Stresslevel lebt, hat häufig einen veritablen Mangel zu verzeichnen.

Weiters empfohlen

Vitamin D, Laufen, Krafttraining, Entspannungsübungen und sexuelle Aktivität.

Rund um den Stoffwechsel

Stoffwechseltuner

Schilddrüsenhormone T3, T4 und TSH

Die Schilddrüsenhormone T3 und T4 sowie das Hormon TSH, das die Produktion dieser Hormone in der Schilddrüse reguliert, sind für die Regulation der Stoffwechselvorgänge im Körper zuständig. TSH, das in der Hypophyse produziert wird, stimuliert die Produktion von T3 und T4 in der Schilddrüse. Eine erhöhte Produktion von TSH kann daher auf eine Unterfunktion der Schilddrüse hinweisen, während ein niedriger TSH-Wert eine Überfunktion nahelegt.

Da die Schilddrüse unser Energielevel einstellt, führt eine Unterfunktion zu Symptomen wie Müdigkeit, Gewichtszunahme und Kälteempfindlichkeit, während eine Überfunktion Nervosität, Gewichtsverlust und eine erhöhte Herzfrequenz mit sich bringt. Auf Dauer kann eine Fehlfunktion der Schilddrüse gefährlich sein. Daher kann bei einer Erkrankung dieser Drüse eine Therapie mit Hormonen nicht ausbleiben. Täglich eingenommen, kommt man damit aber in der Regel wunderbar zurecht, dem Körper scheint es diesbezüglich egal zu sein, ob das Hormon nun aus der Packung oder der Drüse stammt. Dennoch gibt es Wege, die Schilddrüse zu unterstützen und T3 und T4 in der inneren Apotheke zu bestellen.

BESTELLVORGANG

Jod als Brennstoff

»Ohne Jod keine Musi«, sagt die Schilddrüse. Um den Bedarf zu decken, wird hierzulande von offizieller Stelle seit mehr als einem halben Jahrhundert das Salz jodiert. Damit stellt man sicher, dass der seit jeher unbeliebte Kropf (Struma), also die Vergrößerung der Schilddrüse durch Jodmangel, nicht mehr auftritt. Manche wehren sich gegen die Zwangsmaßnahme und kaufen unjodiertes Himalayasalz aus überregionalem Bergbau. In diesem Fall ist man gut beraten, auf andere natürliche Jodquellen wie Meeresfische zurückzugreifen sowie auf Milchprodukte, Eier oder Champignons – vor allem, wenn man sie salzt.

Dopamin und Serotonin boostern

Die Schilddrüsenhormone Thyroxin (T4) und Trijodthyronin (T3) aus der inneren Apotheke zu holen, ist nicht so ohne Weiteres möglich. Dennoch haben wir die Möglichkeit, über eine Steigerung der Neurotransmitter Dopamin und Serotonin die Drüsenfunktion in Schwung zu bringen. Es gibt Verflechtungen in beide Richtungen – aber man kann ja mal dort anfangen, wo man einen Zugang findet.

Sport
Bei Schilddrüsenunterfunktion kann man mit regelmäßiger Bewegung ein wenig gegensteuern – zumindest was das Körpergewicht anbelangt.

Stressreduktion
Stress kann dazu führen, dass die Schilddrüsenhormonproduktion beeinträchtigt wird. Entspannungsübungen von Autogenem Training über Qigong bis Zen-Meditation können dazu beitragen, Stress abzubauen.

Yoga
Für Freundinnen und Freunde des Yoga sei auf die Bedeutung des Vishuddha-Chakras (Hals-Chakra) hingewiesen. Es entspricht der Kehle, dem Vagus-Nerv und auch der Schilddrüse. Empfohlene Übungen sind etwa der Schulterstand (Sarvangasana) oder der Pflug (Halasana).

Weiters empfohlen
Selenreiche Kost, insbesondere Brokkoli, Paranüsse, Zwiebelgemüse und Goji-Beeren.

Rund um den Körperbau

Wachstumsmittel

Human Growth Hormone (HGH) / Somatotropin

Das Wachstumshormon HGH bzw. Somatotropin ist ein Hormon, das von der Hypophyse, einer erbsengroßen Drüse an der Basis des Gehirns, produziert wird. Es fördert das Wachstum von Muskeln und Organen und unterstützt die Reparatur von Gewebeschäden. Bei Heranwachsenden sorgt es für das Knochenwachstum. Zudem spielt es auch eine Rolle bei der Regulierung des Stoffwechsels und kann dazu beitragen, den Körperfettanteil zu reduzieren – auch über das zweite Wachstumshormon IGF-1 (Insulin-like Growth-Faktor 1), das von der Leber gebildet wird.

Vor allem regt es die Zellen zur Teilung an und wirkt anabol (muskelaufbauend). Zur Freude der Bodbuilding-Community: So setzen ambitionierte Sporttreibende aller Kraftsportdisziplinen auf das Wachstumshormon – allerdings wächst nicht nur der Oberarm, sondern auch der Herzmuskel und andere Organe. Und das ist weniger ideal. Genauso wenig überraschend steht die Substanz daher auf der Dopingliste. Bei Bedarf kann man sie aber aus der körpereigenen Apotheke holen, auf die die NADA keinen Zugriff hat.

BESTELLVORGANG

Ausreichend Schlaf

HGH ist eines der wichtigsten nachtaktiven Hormone. Es fördert das Zellwachstum genauso wie den Muskel- und Knochenaufbau sowie den Abbau von Körperfett. »Schön durch Schlaf« funktioniert also: Zellreparatur, Wachstum oder der Abbau von Giftstoffen passiert, während wir uns ausruhen.

Muskeln aufbauen

Viel Muskeln machen auch viel Wachstumshormon für viel Muskeln. Das mag ungerecht scheinen, aber wie eine alte Volksweisheit sagt: »Der Teufel scheißt immer auf den größeren Haufen.«

Viel zu Fuß gehen

Es muss nicht immer die Kraftkammer sein. Wer sich regelmäßig bewegt und die Durchblutung der Muskulatur damit anregt, wird mit mehr Wachstumshormonen aus der inneren Apotheke belohnt.

Dinner-Cancelling

Insulin verhindert nicht nur die Fettverbrennung, sondern hält auch HGH niedrig. Ist der Insulinspiegel also niedrig, so kommen die Prozesse der Zellregeneration so richtig in Gang. Daher gilt: Früh abends essen, also am besten bereits am Nachmittag. Wenn es dann noch eine Eiweißportion ist bzw. reduziert an Kohlenhydraten, freut sich das Wachstumshormon.

Arginin

Arginin ist eine Aminosäure, die in bestimmten Lebensmitteln wie Nüssen, Samen, Weizenkeimen oder Thunfisch vorkommt und dazu beitragen kann, den HGH-Spiegel zu erhöhen. Aber Vorsicht: Wenn Sie gerade an Herpes leiden, sollten Sie argininhaltige Lebensmittel eher vermeiden.

Melatonin

Melatonin reguliert den Schlaf-Wach-Rhythmus und damit auch den HGH-Spiegel – also wie gesagt: Licht aus!

Weiters empfohlen

Dunkle Schokolade, Sauna.

Sonnenkraft

Vitamin D3

Auch wenn es ein Vitamin ist, handelt es sich bei der aktiven Form von Vitamin D3 streng genommen um ein Hormon. Mehr als 80 Prozent des Vitamin-D-Bedarfs decken wir mittels UV-B-Licht der Sonne, die das in der Haut befindliche Provitamin D3 in das Prävitamin D3 umwandelt. Es unterstützt die Aufnahme von Calcium und Phosphor aus der Nahrung und ist damit entscheidend für die Gesundheit von Knochen, Zähnen, Haaren und Muskeln.

Rund um Vitamin D gab es in den letzten Jahren einen regelrechten Hype – soll es doch gegen Herzleiden, Infektionen, Depressionen und natürlich auch Corona helfen. Eine generelle Gabe von Vitamin D als Prophylaxe für jedweden Unbill im Leben wird jedoch von den meisten medizinischen Fachgesellschaften nicht empfohlen.

Ein Mangel an Vitamin D3 kann hingegen zu einer schlechteren Calciumaufnahme führen, was wiederum das Risiko von Knochenbrüchen und Osteoporose erhöht. Auch ein schwächeres Immunsystem, eine schlechtere Wundheilung und ein höheres Risiko für Diabetes sind darauf zurückzuführen. Vor allem für Neugeborene und gefährdete Personen kann man im Winter mit ein paar Tropfen nachhelfen.

BESTELLVORGANG

Lebertran und Co.

Lebertran ist zwar ein wenig aus der Mode, aber sehr reich am Vitamin. Der Rohstoff kommt in fettreicher Nahrung vor, also etwa in fetten Fischen oder Schmelzkäse. Für Veganer gibt es die Chlorella-Alge oder Avocado.

Sonnenbad

Es ist beeindruckend, wie einfach man der inneren Apotheke helfen kann, eine wirkungsvolle Arznei herzustellen – man geht dazu einfach in die Sonne! Dort allerdings muss man den schmalen Grat zwischen ausreichender UV-B-Bestrahlung und Sonnenbrand wandern. Je nachdem, wessen Expertise man einholt, werden Hautärzte vor zu viel, Knochenexpertinnen vor zu wenig Sonne warnen.

FKK

Mit zunehmendem Lebensalter nimmt die Fähigkeit ab, selbst Vitamin D herzustellen. Schauen Sie dann ein wenig mehr auf den Blutbefund und zeigen Sie vor allem in den Monaten, wo die Sonne hochsteht, selbstbewusst etwas mehr nackte Haut.

Weiters empfohlen

Mit Besuchen im Solarium oder dem Weglassen von Sonnenschutzmitteln den Vitamin-D-Spiegel zu boostern, wird von Dermatologinnen und Dermatologen nicht empfohlen. Alternativ kann man in dem Fall auf Vitamin-D-Präparate zurückgreifen – oder in den Süden ziehen. Zumindest sehen die heimischen Hautärztinnen und -ärzte es nicht, wenn man sich dort in die Sonne legt.

III.

Immer im Dienst: Natürliche Abwehrmechanismen Ihres Körpers

Wenn man vom Abwehrsystem des Körpers spricht, so meint man meist seine immunologische Kompetenz, gegen Erreger vorzugehen. Dabei stehen Fresszellen, T-Zellen, B-Zellen oder Antikörper aber nicht an vorderster Front. Sie kümmern sich erst dann um Eindringlinge, wenn die erste Verteidigungslinie überwunden ist. Und die beginnt ganz außen: Haare, Haut, Schweiß oder Ohrenschmalz sorgen dafür, dass wir nicht gänzlich schutzlos sind. Selbst das Wegscheuchen von Insekten bzw. der Schlag auf eine Mücke, die sich gerade ans Abendessen macht, ist der Beginn der langen Kette der Abwehr.

Aber auch unser Darm spielt eine wichtige Rolle. Hier befindet sich ein komplexes Ökosystem aus Millionen von Bakterien, das als Mikrobiom bezeichnet wird. Diese Vereinigung von Mikroorganismen hilft nicht nur bei der Verdauung, sondern sie bildet auch eine Barriere gegen schädliche Keime. Darüber hinaus produziert unser Körper auch natürliche Antibiotika, wie z. B. Lysozyme, die Bakterien abtöten können. Und auch unsere Haut und Schleimhäute dienen als Schutzschilde gegen Bakterien und Viren. Was die meisten, die ihren Körper in den antiseptischen Produkten der Kosmetikindustrie marinieren, nicht zu wissen scheinen: All jene Bakterien, die man sich da mühsam von den einschlägigen Körperstellen rubbelt, sorgen dafür, dass sich keine anderen Keime hier ansiedeln konnen. Werden sie von ihrem Platz verwiesen, so freuen sich unangenehmere Zeitgenossen oder auch Pilze darauf, die gepflegten Areale zu besiedeln.

Wenn unser Körper trotz dieser Abwehrmechanismen krank wird, gibt es noch weitere natürliche Reaktionen, die den Heilungsprozess unterstützen. Unser Körper erhöht etwa die Körpertemperatur, um Bakterien abzutöten, Eindringlinge zu schwächen und die körpereigenen immunologisch kompetenten Zellen auf »Betriebstemperatur« zu bringen – bis man mit einem fiebersenkenden Mittel diesen Mechanismus unterbindet. Vor diesem Hintergrund ist die Empfehlung diverser Werbespots – »schon beim ersten Anzeichen einer Infektion« eine Tablette zu schlucken – nur mäßig hilfreich.

Auch Entzündungen sind eine natürliche Abwehrreaktion, bei der unser Körper Zellen und Antikörper an den Ort der Infektion schickt, um sie zu bekämpfen. Unangenehm, aber – bis zu einem gewissen Grad – sehr sinnvoll.

Unser Körper ist also mit vielen effektiven Abwehrmechanismen ausgestattet, die uns vor Krankheiten schützen können. Je mehr wir diese Mechanismen unterstützen, desto besser unsere Resistenz.

Meister der Selbstverteidigung: Körpereigene Antibiotika

Unser Körper verfügt über ein ausgeklügeltes Abwehrsystem, das aus verschiedenen Komponenten besteht, darunter auch körpereigene Antibiotika. Diese Antibiotika werden von verschiedenen Zellen des Immunsystems produziert und helfen, Bakterien und andere Krankheitserreger zu bekämpfen.

Multiverteidiger

Defensin

Die kleinen Proteine werden von verschiedenen Zellen im Körper, etwa den Schweißdrüsen sowie auch Zellen der Haut, des Darmtrakts und der Atemwege, produziert. Sie wirken gegen eine breite Palette von Bakterien und anderen Krankheitserregern, indem sie deren Zellmembranen durchbohren und zerstören.

Schweiß ist besser als sein Ruf, denn er enthält auch

das antimikrobiell wirksame Dermcidin, das gegen Escherichia-Coli-Bakterien, aber auch gegen Pilze wie Candida albicans wirksam ist. Es handelt sich beim Schweiß also um eine dermatologische Hautcreme, die wir uns selbst zusammenmixen, etwa durch sportliche Aktivität und durch Erhöhung der Körpertemperatur, z. B. durch Saunabesuche.

Kämpfer für Haut und Atemwege

Cathelicidin

Die antimikrobiellen Peptide bzw. Cathelicidine werden von den Zellen der Hautoberfläche und bestimmten weißen Blutkörperchen im Körper produziert. Sie können Bakterien, Pilze und Viren bekämpfen und spielen eine wichtige Rolle bei der Abwehr von Infektionen der Haut und der Atemwege, etwa von Streptokokkeninfektionen.

Die Produktion von Cathelicidin kann durch die Einnahme von Vitamin D und durch Sonnenlichtexposition erhöht werden.

Keine Träne umsonst

Lysozym

Körperflüssigkeiten wie Speichel, Tränen und Schleim enthalten das Enzym Lysozym. Es kann die Zellwände von Bakterien angreifen und zerstören.

Die Produktion von Lysozym kann man durch den Verzehr von eiweißreichen Lebensmitteln wie Eiern erhöhen.

Virusblocker

Lactoferrin

Lactoferrin ist ein Protein, das in Muttermilch, Speichel und anderen Körperflüssigkeiten vorkommt. Es kann gezielt Eisen binden und wieder abgeben. Es hemmt die Vermehrung von Krankheitserregern, indem es ihnen so wichtige Nährstoffe entzieht. Es hat eine stark antivirale Wirkung, die verhindert, dass ein Virus Kontakt mit einer Körperzelle herstellt.

Intensive körperliche Aktivität erhöht die Konzentration. Da dies beim Stillen schwierig umzusetzen ist, haben findige Hersteller insbesondere für Mütter mit Säuglingen Supplements entwickelt.

Hüter der Mundhöhle

Histatin

Das antimikrobielle Peptid Histatin kommt im Speichel vor, wo es die Vermehrung von Bakterien und Pilzen hemmt. Bei der Abwehr von Infektionen im Mundraum spielt es demnach eine wichtige Rolle. Außerdem sind Histatine auch am Aufbau des Zahnschmelzes beteiligt.

Die Produktion von Histatin kann durch eine gute Mundhygiene und den Verzehr von zuckerarmen und eiweißreichen Lebensmitteln erhöht werden.

Den Bakterien einheizen: Fieber

Ein Wort zur Körpertemperatur: Unsere Körpertemperatur schwankt stets ein wenig, allerdings im überschaubaren Bereich. Das ist auch normal. Ein hypochondrisch veranlagter Mensch, der morgens mit dem Fieberthermometer nachsieht, ob alles in Ordnung ist, und bei der Kontrollmessung zu Mittag feststellt, dass die Temperatur von 36,1 auf 36,9 Grad Celsius angestiegen ist, wird vielleicht eine Hochrechnung anstellen, dass er – so dieser beunruhigende Trend bestehen bleibt – in einer Woche 70 Grad hat. Das überlebt nicht einmal ein Hypochonder!

Zum Glück geht die Rechnung nicht auf, denn Fieber ist einer der wichtigsten Abwehrmechanismen unseres Körpers. Es ist eine natürliche Reaktion auf eine Infektion und hilft unserem Körper, gegen Krankheitserreger zu kämpfen. Wenn unser Körper eine Infektion bemerkt, setzt er eine Vielzahl von Prozessen in Gang, bei der Fieber eine wichtige Rolle spielt. Durch das Ansteigen der Körpertemperatur werden bestimmte Enzyme aktiviert, die das Wachstum und die Vermehrung von Krankheitserregern hemmen. Gleichzeitig wird das Immunsystem aktiviert, um die Infektion zu bekämpfen. Kurzum: Fieber ist ein hochwirksamer Abwehrmechanismus in Ihrem Körper.

So geht Fieber

Fieber entsteht, wenn der Körper mehr Wärme produziert, als er über die Haut abgeben kann. Der Thermostat für die Körpertemperatur befindet sich, mehr oder weniger leicht zugänglich, im Zwischenhirn, genauer gesagt im Hypothalamus. Prostaglandin E2 ist ein Botenstoff, der bei einer Infektion am Rädchen dreht und den »Temperatur-Sollwert« für die Dauer eines Abwehrkampfs in die Höhe schraubt – auf der Haut und im Inneren des Körpers sind Millionen von Temperatursensoren angesiedelt, die den »Istwert« messen und an die Steuerzentrale weiterleiten.

Um nun den Ausgleich zum Sollwert zu erreichen, verengen sich die Blutgefäße, sodass weniger Wärme an die Umgebung abgegeben wird – wir spüren, dass Hände und Füße kalt werden. Zusätzlich bewirkt das Zittern der Muskeln eine Anhebung der Temperatur – zu spüren als Schüttelfrost. Der Körper stellt sich nun ganz auf Abwehr ein, es herrscht Ausnahmezustand mit Ausgangssperre – wir werden müde. Wird die Kerntemperatur zu hoch oder sind die fiebererzeugenden Eindringlinge besiegt, so erfolgt eine Gegenregulation, der Körper kühlt wieder ab, die Gefäße erweitern sich – und wir »schwitzen wie Sau«. In dieser Phase können Omas Wickel dabei helfen, wieder auf Normaltemperatur zu kommen.

Viren mögen keine Hitze

Viren und Bakterien verabscheuen die Hitze. Eine hohe Temperatur legt den Stoffwechsel der Eindringlinge lahm und auch mit der Vermehrung funktioniert es nicht so ganz (auch die meisten Menschen tun sich mit Saunasex schwer). Diese Schwäche nützt das Immunsystem aus und gewinnt dank Fieber die Oberhand – bis ein gutmeinender Therapeut eingreift. Oder wie es die beiden deutschen Kinderärzte Dernick und Liebner formulieren: »Das Fieber ist dazu da, die Krankheit zu bekämpfen, nicht die Eltern, das Fieber zu bekämpfen!«

Fieber zu senken, verspricht vermeintlich schnelle Erfolge: Fällt die Temperatur, sieht es erst mal so aus, als wirke die Behandlung. Dass man damit dem Körper jedoch jene Betriebstemperatur wieder runterschraubt, auf die er zuvor aufgeheizt hatte, damit seine Abwehr optimal funktioniert, steht auf einem anderen Blatt. Dabei wissen selbst Schulkinder, dass Fieber einen Sinn hat, denn es geht in der Regel mit der elterlichen Erlaubnis einher, zu Hause bleiben zu dürfen. Damit beugt es den unangenehmen Nebenwirkungen eines Schulbesuchs vor. Solange die Temperatur nicht über die 40-Grad-Marke steigt, braucht man sich zumeist auch keine großen Sorgen zu machen.

Fieber senken mit Bedacht

Bei subfebrilen Temperaturen, so der Ausdruck für eine kaum erhöhte Betriebstemperatur, im Rahmen eines banalen Infektes kann die Verwendung von fiebersenkenden Medikamenten dazu führen, dass der Körper weniger effektiv gegen Krankheitserreger kämpft und die Genesung verzögert wird. Wichtiger als Fieber zu bekämpfen ist in dieser Zeit: viel trinken, viel schlafen.

Doch obwohl Fieber ein wichtiger Teil unseres Abwehrsystems ist und deshalb nicht um jeden Preis unterdrückt werden sollte, kann es mitunter auch zu viel des Guten werden. So sollte man bei kleinen Kindern, die zu Fieberkrämpfen neigen, bemüht sein, die Temperatur niedrig zu halten. Und auch wenn Fieber selbst an sich nicht gefährlich ist – zeigt das Thermometer über längere Zeit hohe Werte jenseits der 39 Grad an, so scheint der Körper heftiger mit einem Erreger zu kämpfen, was ein fiebersenkendes Eingreifen mitunter notwendig macht.

Bei hohem Fieber kann der Körper durch erfrischende Maßnahmen wie ein kaltes Bad, feuchte Wickel oder eine kalte Dusche abgekühlt werden. Das hilft, das Fieber zu senken und die Symptome der Krankheit zu lindern.

Eine ausreichende Flüssigkeitszufuhr kann ebenfalls unterstützend wirken, um das Fieber zu senken. Der Körper benötigt Flüssigkeit, um Schweiß zu produzieren, der wiederum trägt dazu bei, die Körpertemperatur zu senken.

Eine ausgewogene Ernährung, die reich an Vitaminen und Mineralstoffen ist, stärkt das Immunsystem – einen starken Verteidiger im Kampf gegen das Fieber. Nahrungsmittel der ersten Wahl sind Hühnersuppe (gilt als natürliches Antibiotikum), Zitrusfrüchte und grünes Gemüse.

Schutzschild in Schwarz, Weiß oder Blond: Haare

Unsere Haut ist das größte Organ unseres Körpers und bildet eine wichtige Barriere zwischen uns und der Umwelt. Die Haare auf unserer Haut helfen dabei, diese Barriere zu verstärken, indem sie als eine Art Filter dienen. Sie fangen Schmutz, Staub und andere Partikel auf, die sonst in unsere Haut eindringen könnten. Haare sind damit nicht nur ein modisches Accessoire, sondern auch ein wichtiger Abwehrmechanismus unseres Körpers. Sie schützen uns vor schädlichen Umweltfaktoren wie Sonnenstrahlung, Staub, Schmutz und Krankheitserregern.

Darüber hinaus haben Haare auch antibakterielle Eigenschaften. Sie produzieren Talg, eine ölige Substanz, die dazu beiträgt, unsere Haut und Haare vor dem Austrocknen zu schützen. Talg enthält auch antibakterielle Substanzen, die dazu beitragen, das Wachstum von Bakterien auf unserer Haut zu hemmen. Sollten Sie sich also wegen fettiger Haare unattraktiv fühlen, denken Sie daran, dass Sie in dieser Zeit auch für Erreger unattraktiv sind.

Selbst unsere Nasenhaare spielen eine wichtige Rolle bei der Abwehr von Krankheitserregern. Sie fangen Staub und Schmutzpartikel auf, die in unsere Nasenhöhle eindringen könnten. Darüber hinaus produziert unsere Nase auch Schleim, der Bakterien und Viren entgegentritt und sie daran hindert, in unseren Körper einzudringen. Wir sollten diesen unansehnlich geltenden Strukturen vielleicht künftig mehr Achtung entgegenbringen – auch wenn es vermutlich nicht dem aktuellen Modetrend entspricht, sich einen Zopf aus Nasen- oder Ohrenhaaren zu flechten.

Winzig, aber mächtig

Flimmerhärchen

Flimmerhärchen sind winzige, haarähnliche Strukturen, die auf den Zellen unserer Atemwege und anderer Organe zu finden sind. Sie sind in der Lage, sich rhythmisch zu bewegen, und helfen uns so, Krankheitserreger und Fremdkörper aus unserem Körper zu entfernen. Sie haben also auch den Vorteil, dass sie die Körperbesitzerin oder der Körperbesitzer nicht sieht. Womit die Gefahr gebannt ist, dass die Härchen, bei entsprechendem Trend, getrimmt und gestutzt werden.

Die Flimmerhärchen arbeiten eng mit den Schleimdrüsen zusammen. Gemeinsam bilden sie eine Art Reinigungssystem in unseren Atemwegen. Wenn wir beispielsweise Staub, Rauch oder andere Fremdkörper einatmen, wird Schleim produziert, der die Partikel einfängt. Die Flimmerhärchen bewegen sich dann in einer koordinierten Bewegung, um den Schleim und die eingefangenen Partikel aus unseren Atemwegen zu befördern. Nicht nur in unseren Atemwegen sind sie zu finden, sondern auch auf den Eileitern, um ein befruchtetes Ei zur Gebärmutter zu bewegen, wo es sich einnisten kann. Entzündungen in diesem Bereich, die zu Verklebungen dieser feinen Strukturen führen, können langfristig ein Problem bei Kinderwunsch darstellen.

Flimmerhärchen sind also winzig, aber mächtig! Als wichtiger Abwehrmechanismus unseres Körpers helfen sie uns, gesund zu bleiben. Es lohnt sich also, sich um sie ein wenig zu kümmern. Das bedeutet nicht, dass wir sie täglich gießen müssen, aber wir sollten ihnen zumindest keinen Schaden zufügen. So geht die COPD, also die chronisch obstruktive Bronchitis – landläufig als Raucherlunge bekannt – mit dem Untergang dieser kleinen Härchen einher. Insofern ist auch klar, was zu tun ist, wenn Probleme auftreten und man sich bereits vor der Morgenzigarette die Lunge aus der Brust hustet. Aufhörwillige bzw. designierte Ex-Raucherinnen und Ex-Raucher finden Unterstützung bei telefonischen Rauchentwöhnungshotlines, die von den Krankenkassen und dem Gesundheitsministerium kostenlos angeboten werden. Sollte man bei der Hotline in der Warteschleife hängen, kann man ja zur Entspannung noch eine rauchen.

Ansonsten gilt:

Fenster auf! Frische und nicht allzu trockene Luft ist die beste Therapie.

Ein spezieller Cocktail aus Ingwer, Kurkuma und Zwiebeln – frei nach dem Motto: «An onion a day keeps lung cancer away« oder auch «An onion a day keeps everyone away!«

Inhalationen mit Wasserdampf über einem Vernebler, damit die feinen Tröpfchen in die Atemwege gelangen.

Ätherische Öle, insbesondere Salbei-, Thymian- oder Teebaumöl.

Salben und Tinkturen: Heilende Körperausscheidungen

Detox-Tinktur

Schweiß

Schwitzen mag unangenehm sein, aber es ist ein wichtiger Abwehrmechanismus unseres Körpers. Es hilft uns, unsere Körpertemperatur zu regulieren, und schützt uns vor schädlichen Umweltfaktoren wie Bakterien und Viren.

Wenn unser Körper sich erhitzt, beginnt er zu schwitzen, um überschüssige Wärme abzuleiten. Schweiß besteht hauptsächlich aus Wasser, aber auch aus Salz und anderen Substanzen, die dazu beitragen, Bakterien und Viren abzutöten. Die salzige Natur des Schweißes macht es schwierig für Bakterien und Viren, auf unserer Haut zu überleben und sich zu vermehren.

Darüber hinaus enthält Schweiß auch antimikrobielle Proteine, die Bakterien und Viren bekämpfen. Proteine wie Dermcidin helfen unserem Körper, sich gegen Infektionen zu verteidigen, indem sie Bakterien und Viren abtöten oder ihr Wachstum hemmen. Schweiß spielt auch eine wichtige Rolle bei der Entgiftung unseres Körpers. Durch das Schwitzen werden Giftstoffe und überschüssige Salze aus unserem Körper ausgeschieden, was dazu beiträgt, unseren Körper gesund und im Gleichgewicht zu halten. All das sollten wir uns vor Augen halten, bevor wir dem Schweiß mit der Aluminium-Keule aus der Dose auf den Leib rücken.

Auch wenn Schwitzen gesund ist: Ein Zuviel, die Hyperhidrose, kann natürlich unangenehm werden. Mehrmals täglich eine Tasse Salbeitee schafft Abhilfe. Kaffee oder scharfe Speisen sollten hingegen gemieden werden. Wenn die Hände schwitzen, kann man versuchen, Apfelessig vor dem Schlafengehen auf die Hände zu reiben. Ultima Ratio ist die Injektion von Botox in die Handflächen – für sechs Monate ist dann Ruhe. Allerdings sollte man zuvor in sich gehen und überlegen, ob man nicht entspannter mit der Situation umgehen kann, wenn jemand das Problem beim Shakehands bemerken könnte. Hauptsache, man hat Handschlagqualität.

Salbe aus der körpereigenen Manufaktur

Ohrenschmalz

Ohrenschmalz mag unschön aussehen, aber wer inspiziert schon die Gehörgänge außer einem besorgten Elternteil oder Hals-Nasen-Ohren-Spezialisten. Vor dem so beliebten elterlichen Herumstochern in Kinderohren, um mit einer Armada an Wattestäbchen die Gehörknöchelchen abzustauben, warnen HNO-Ärztinnen und -Ärzte wahrscheinlich, seit es diese gibt. Denn das, was da mühsam aus dem Gehörgang zutage tritt – das Ohrenschmalz – gehört auch dort hin.

Dieses saure Sekret bildet einen Schutzfilm gegen Bakterien und Viren und wird mithilfe beweglicher Härchen, wie auf einem Fließband, langsam nach außen befördert. Ohren verfügen damit über einen guten Selbstreinigungsmechanismus und haben – im Gegensatz zum Mund – glücklicherweise auch nicht mit einer Übermacht an Gummibärchen, Torten und Currywürsten zu kämpfen. Die Ohrmuschel kann man täglich abkärchern, der Gehörgang sollte hingegen weitgehend sich selbst überlassen bleiben. Denn mit Wattestäbchen stopft man das Ohrenschmalz wieder hinein, außerdem kommt es dabei oft zu Verletzungen.

Tatsache ist: Diese wachsartige Substanz gehört dort hin. Das Cerumen hat eine wichtige Funktion als Abwehrmechanismus unseres Körpers.

Wenn wir kauen oder sprechen, bewegen sich unsere Kiefermuskeln, was dazu beiträgt, dass Ohrenschmalz aus unseren Gehörgängen herausgeschoben wird. Ohrenschmalz hat auch eine pH-neutralisierende Wirkung. Der pH-Wert in unseren Ohren ist normalerweise sauer, was dazu beiträgt, Bakterien und Pilze abzuwehren. Ohrenschmalz hilft, diesen sauren pH-Wert aufrechtzuerhalten, was dazu beiträgt, unsere Ohren gesund zu halten.

Wenn man zu viel Ohrenschmalz hat oder es uns unangenehm ist, kann man es mit speziellen Ölen oder einer Ohrenspülung entfernen, ansonsten gilt: Finger weg von dieser großartigen Salbe aus der körpereigenen Manufaktur.

Schützender Raumbefeuchter

Nasensekret

Der von der Nasenschleimhaut produzierte Schleim hat nicht das beste Image, ist jedoch von großer Bedeutung für die Abwehr von Krankheitserregern. Nasenschleim enthält spezielle Antikörper (sogenannte IgA, kurz für: Immunglobulin A), die Bakterien und Viren bekämpfen können.

Spätestens seit Corona wissen wir, dass sich die SARS-CoV-2-Viren im Sekret finden können und dort nachweisbar sind. Zudem sorgt der Nasenschleim dafür, dass die Atemwege feucht bleiben und nicht austrocknen. Ist die Schleimhaut zu trocken, so können sich Krankheitserreger viel leichter vermehren und verbreiten. Insofern ist die tropfende Nase bei einer Erkältung nicht Teil des Problems, sondern Teil der Lösung – zumindest der Versuch des Körpers, ein Virus loszuwerden, indem er es hinausschwemmt. Gleich mit Nasentropfen dem Schauspiel ein Ende zu bereiten, kann daher in der Anfangsphase kontraproduktiv sein.

Das Schnäuzen (das man seit der letzten Rechtschreibreform zurecht mit Umlaut-A schreibt, da es mit unserer Schnauze zu tun hat) ist die allgemein akzeptierte Form der Sekretbefreiung. Wenn auch unter Vorbehalt: In Vietnam etwa gilt es als unhöflich, sich bei Tisch zu schnäuzen – dort ziehe man das Sekret besser kräftig hoch. Und wer das Schnäuzen nicht lassen kann, suche dafür die Toilette auf. Richtiges Schnäuzen will allerdings gelernt sein. Beim kräftigen Ausblasen entsteht ein Druck von 88 Millibar in der Nase und der pustet den Inhalt auch mal gern in die Nebenhöhlen. Gerade wenn man so richtig viral verschnupft ist, kann das eine Menge Keime in Gegenden schleudern, in der man sie lieber nicht hätte.

Eine schonende Methode, der Schleimproduktion Herr bzw. Frau zu werden, sind Spülungen mit Salzwasserlösung. Besser aber ist, dass wir die wichtige Aufgabe des Nasensekrets schätzen und den Organismus unterstützen, indem man die Flüssigkeitszufuhr erhöht, sodass die Löschbehälter für die Nase gefüllt sind.

Mineralstoffquelle

Speichel

Speichel ist viel mehr als nur eine Flüssigkeit, die uns hilft, Essen und Trinken zu schlucken. Tatsächlich spielt Speichel eine wichtige Rolle bei der Abwehr von Krankheitserregern. Auch Speichel enthält mit den IgA-Antikörpern spezielle Eiweißmoleküle, aber auch Enzyme, die Bakterien und Viren bekämpfen können. Zudem enthält der Speichel Mineralstoffe, die dabei helfen, unsere Zähne zu remineralisieren und zu stärken. Das kann dazu beitragen, dass unsere Zähne widerstandsfähiger gegen Karies und andere Schäden werden.

Schließlich beginnt die Verdauung nicht erst im Magen, sondern bereits im Mund. Das klassische Beispiel eines Brötchens (Stärke), das durch die Enzyme im Speichel (Amylase) in kleinere Bestandteile (Glukose) aufgespalten wird und damit nach einiger Zeit den Geschmack

»süß« entfaltet, ist den meisten bekannt. Gutes Kauen sorgt auch dafür, dass wir weniger Essen benötigen, um satt zu werden, und Stoffwechselhormone aus dem Magen-Darm-Trakt wie das Cholecystokinin (CCK) zum Vorschein kommen, die uns nicht nur satt machen, sondern auch dafür sorgen, dass das Verspeiste gut verdaut und weitertransportiert wird.

Wie viel wir unserem Speichel zu verdanken haben, merkt man erst dann, wenn die Speichelproduktion versiegt – durch Alter, Diabetes, Demenz oder Parkinson kommt es zu einer verringerten Feuchtigkeit im Mund, es bilden sich Risse, Entzündungen oder auch Pilzerkrankungen im Mundraum oder auf der Zunge.

Sollte ein pflegebedürftiger Angehöriger oder eine Angehörige zu wenig Speichel produzieren, liegt das meist an einem Flüssigkeitsmangel. Über den Daumen: Kilogramm Körpergewicht multipliziert mit 35 ergibt die benötigte Tagesmenge an Flüssigkeit, in Milliliter.

Weiters hilft: Grüner Tee, Salbei, Ringelblume oder auch kleine Ananasstückchen zum Lutschen.

Pflegespülung

Tränen

Das Auge verfügt über einen ausgefeilten Selbstreinigungsmechanismus, vom Wimpernschlag bis hin zur Bildung von Tränenflüssigkeit. Ab und an mal weinen ist gut für die Augen – und auch fürs Gemüt. Denn Tränen haben eine stresslindernde Wirkung. Das Kuschelhormon Oxytocin bringt nicht nur Freudentränen zutage, sondern wird generell freigesetzt, wenn wir weinen. Es kann uns helfen, uns zu beruhigen, in schwierigen Zeiten zu trösten und einem Mitmenschen ein Zeichen zu geben, dass wir genau das jetzt brauchen.

Tränen spielen darüber hinaus eine wichtige Rolle bei der Abwehr von Krankheitserregern. Sie enthalten Enzyme und Antikörper, die schädliche Bakterien und Viren bekämpfen können. Wenn wir beispielsweise eine Infektion im Auge haben, produzieren unsere Tränendrüsen mehr Tränen, um die Erreger aus unseren Augen zu spülen. Tränen können so bei der Behandlung von Augenreizungen, Allergien und anderen Augenkrankheiten helfen. Sie sorgen auch für die Pflege unserer Augen. Wenn wir blinzeln, verbreiten wir unsere Tränenflüssigkeit auf der Oberfläche unserer Augen, um sie zu befeuchten und zu schmieren. Das hilft, unsere Augen gesund zu halten, und verhindert das Austrocknen der Augen.

Ein wenig Kamillen- oder Schwarzteebeutel nach dem Abgießen (und bitte auch nach dem Abkühlen) auf die geschlossenen Lider legen, hilft bei tränenden und brennenden Augen. Bei trockenen Augen helfen auch rohe Kartoffelscheiben – oder der GNTM-Klassiker Gurkenscheiben aus dem Gin Tonic.

pH-Werte

Der pH-Wert ist ein Maß dafür, wie sauer oder basisch eine Substanz ist. Unser Körper hat verschiedene Bereiche mit unterschiedlichen pH-Werten, die eine wichtige Rolle bei der Abwehr von Krankheitserregern und der Aufrechterhaltung einer gesunden Umgebung in unserem Körper spielen. Die Skala reicht dabei von 0 bis 14: Je niedriger der Wert, desto stärker die Säure. Wasser liegt mit 7 in der goldenen Mitte. Unser Magen hat einen sehr niedrigen pH-Wert, der zwischen 1,5 und 3,5 liegt. Dieser saure pH-Wert hilft, Bakterien und andere Erreger abzutöten, die wir durch unsere Nahrung aufnehmen. Zudem werden dadurch auch Enzyme aktiviert, die bei der Verdauung unserer Nahrung helfen.

Auch die Vagina hat einen sauren pH-Wert zwischen 3,5 und 4,5, der dazu beiträgt, schädliche Keime abzuwehren und das Wachstum von gesunden Bakterien zu fördern. Selbst die Haut besitzt einen pH-Wert, wie wir aus der einschlägigen Werbung wissen. Der Säureschutzmantel weist einen pH-Wert zwischen 4,5 und 5,5 auf. Je schärfer die Scheuermittel sind, mit denen man seine Haut reinigt, desto schlechter für diese Schicht. Die Empfehlung lautet also: Weniger ist mehr.

pH-Wert im Urin

Der pH-Wert im Urin ist ein wichtiger Indikator für unsere Gesundheit. Im optimalen Fall liegt er zwischen 6,0 und 7,5. Eine basische Ernährung mit viel Obst und Gemüse kann dazu beitragen, den pH-Wert im Urin zu erhöhen, also weniger sauer zu machen. Dazu gehören z. B. Spinat, Brokkoli und Gurken. Aber auch saure Lebensmittel wie Zitronen oder Essig können sich positiv auf den pH-Wert auswirken.

Aufpassen heißt es bei den aktuell propagierten proteinreichen Diäten: Damit sinkt der pH-Wert des Urins, die Ausscheidung der Harnsäure steigt an – was zu Nierensteinen führen kann. Obst und Gemüse bringen den Wert wieder in normale Bahnen.

★ Cranberrys gegen Blasenentzündung

Bereits Hildegard von Bingen hat schon vor 900 Jahren die scharlachroten Preiselbeeren eingesetzt, die zurzeit als neue Innovation für pflanzliche Arzneien bei Blasenstörungen beworben werden. Bei bestehenden oder wiederkehrenden Harnwegsinfekten können sie die Genesung unterstützen. Eine ausreichende Flüssigkeitszufuhr ist ebenfalls wichtig. Trinken Sie mindestens 2 bis 3 Liter Wasser pro Tag, um den Urin zu verdünnen und somit den pH-Wert zu senken. Auch Kräutertees wie Brennnesseltee oder grüner Tee können dabei helfen.

pH- Wert im Scheidenmilieu

Ein ausgeglichenes Scheidenmilieu mit einem pH-Wert zwischen 3,8 und 4,5 ist entscheidend für die vaginale Gesundheit. Der niedrige pH-Wert wird dabei durch Milchsäurebakterien erzielt, die den aus den Vaginalzellen stammenden Zucker in Milchsäure umwandeln. Das saure Milieu verhindert, dass sich die dort ansässigen Hefepilze (Candida albicans) unkontrolliert vermehren und die so rasend beliebte Scheidenpilzinfektion verursachen können. Wenn die Partnerin sauer ist, so ist das also primär noch gar nichts Negatives. Allerdings ist der pH-Wert von der Pubertät bis zur Menopause monatlich starken Schwankungen unterworfen, da sich unter dem Einfluss von Östrogen ein erhöhter Zuckergehalt in der Scheide einstellt. Damit steigt auch die Anfälligkeit für Scheidenpilzinfektionen.

Ebenfalls trifft es die Scheidenflora, wenn Antibiotika wie Hustenbonbons bei jedem kleinen Halskratzen eingeworfen werden. Eine allzu gut gemeinte Intimhygiene, die mit viel Seife und Lotionen den Bakterien den Garaus macht, hat aus diesem Grund oft denselben unerwünschten Effekt.

Für die Reinigung des Intimbereichs empfiehlt es sich daher, auf pH-neutrale Produkte, eventuell mit Milchsäure, zurückzugreifen.

Ihre Hausapotheke im Darm: Mikrobiom

Im Verdauungstrakt findet sich eine Vielzahl an Mikroorganismen – vom Vorderein- bis zum Hinterausgang. Bekannt aus der Werbung in Funk und TV ist es die »gesunde Darmflora«, die dafür sorgt, dass die Nahrung auch verdaut werden kann. Manche dieser Kleinstlebewesen stellen sogar lebenswichtige Vitamine her. Die Darmbakterien besetzen »den Platz«, sodass andere Bakterien, Pilze oder Viren sich nicht ansiedeln können. Ob deutsche Darmbakterien dazu Badetücher benutzen, ist nicht bekannt.

Solange man als Baby im Mutterleib heranwächst, ist der Darm steril. Erst mit dem Geburtsvorgang gelangen die ersten Keime in den kindlichen Verdauungstrakt. Über die Muttermilch kommen zudem die Bifidobakterien in den Darm. Und zwar ganz ohne die gezuckerten Joghurtdrinks aus der kleinen Plastikdose.

Unsere Mitbewohner im Darm mögen zwar ein Schattendasein führen. Doch die Bakterien sind nicht nur in der Lage, uns eine gute Verdauung zu bescheren, sondern sie erzeugen – neben ihrem Einfluss auf die Produktion der körpereigenen Hormone – auch selbst eine Reihe lebensnotwendiger Substanzen. Gehirn und Darm stehen dabei über Nervenbahnen in regem Austausch. Fehlen Botenstoffe, so wird der Darm darüber in Kenntnis gesetzt, um

Rohstoffe aufzunehmen, aber auch selbst innere Arzneien zu produzieren. Serotonin, Dopamin oder Melatonin sind in hoher Konzentration im Darm zu finden. Darüber hinaus konzertiert das Mikrobiom die Bildung von Verdauungshormonen wie Ghrelin, Leptin, GLP-1 und Peptid YY. GLP-1 spielt eine wichtige Rolle bei der Regulierung des Blutzuckerspiegels, indem es die Insulinsekretion aus der Bauchspeicheldrüse stimuliert. GLP-1 kann auch dazu beitragen, den Appetit zu reduzieren und das Sättigungsgefühl zu erhöhen, was es zu einem vielversprechenden Ziel für die Behandlung von Diabetes und Fettleibigkeit macht. Ein Diabetesmedikament, das breite Bekanntheit als »Abnehmspritze« erlangt hat, beruht genau auf diesem Mechanismus. Semaglutid ist der letzte Schrei im Kampf gegen unerwünschte Kilos – und ist ein Analogon von GLP-1, also ein Nachbau dieser körpereigenen Arznei. Wobei die Substanz aus der inneren Apotheke frei von Nebenwirkungen wie Übelkeit, Erbrechen und Co. ist. Das ebenfalls im Darm gebildete Peptidhormon PYY (Peptid YY) sendet Signale an das Gehirn, die den Hunger reduzieren und das Sättigungsgefühl erhöhen. Letztlich helfen auch die Hormone VIP (vasoaktives intestinales Polypeptid) und CCK (Cholecystokinin) dabei, die Nahrung in ihre Bestandteile zu spalten – die guten werden über die Darmschleimhaut ins Kröpfchen aufgenommen, die schlechten in Richtung Töpfchen transportiert.

Auf Kriegsfuß

Antibiotika und Darmflora

Antibiotika sind zweifelsfrei effektive Medikamente gegen feindlich gesinnte Bakterien. Allerdings können weder der beste Arzt noch die findigste Ärztin das Antibiotikum dazu bewegen, nur die nicht willkommenen Bakterien zu vernichten. Nach dem Alles-oder-nichts-Prinzip machen Antibiotika mehr oder minder alles platt, was bei drei nicht auf den Bäumen bzw. den Darmzotten ist. Der Einsatz eines Antibiotikums betrifft also auch die Darmflora – die gemeinsam mit den unerwünschten Bakterien ebenfalls das Zeitliche segnet. Damit ist der Weg frei für Pilze und andere Gesellen. Nicht zuletzt hat die bakterienlose Verdauung für viele Durchfall zur Folge.

Man kann versuchen, den Schaden zu begrenzen bzw. die abgeholzten Bakterienstämme wieder aufzuforsten. Zum einen geht das mit Präbiotika. Sie dienen den Mikroorganismen als selektive Nahrungsgrundlage, stellen also die Lieblingsspeise jener Bakterien dar, die man anlocken möchte. Das ist wie eine Fütterung im Vogelhäuschen, wenn man ein Rotkehlchen in den Garten locken möchte. Zum anderen funktioniert der Wiederaufbau mit Probiotika. Dabei handelt es sich um Bakterien oder auch Hefepilze, die den Lebensmitteln zugesetzt werden, z. B. Joghurts. Probiotika sollen sich, wenn sie die gefährliche Passage durch das Tal des Magens überstehen, wie US-Siedler in der Pionierzeit im Darm ansiedeln, Kinder bekommen und eine Kultur aufbauen, wenn nicht gar eine Bakterienhochkultur, um alles wieder ins Lot zu bringen. Nicht alle sind von der Wirkung überzeugt. Denn die Vielzahl der benötigten Bakterienstämme des Darmes wird mit den paar Arten, die dem Joghurt zugesetzt sind, kaum erreicht.

Gesunde Zweigstelle

Das Mikrobiom stärken

Lange Zeit belächelt, findet das Mikrobiom heute wieder Beachtung in der Wissenschaft. Zu Recht: Denn unsere zahlreichen Bakterien tragen ganz wesentlich zum Funktionieren der inneren Apotheke bei. So ist das Darmbakterium Bifidobacterium infantis an der Synthese von Tryptophan beteiligt – einem Baustein für unser Glückshormon Serotonin. Das aber nur als beliebiges Beispiel, denn das Mikrobiom spielt im gesamten endokrinen System gleich mehrere tragende Rollen: Es hemmt oder steigert die Produktion bestimmter Hormone bzw. ist in die Synthese und Sekretion der meisten Hormone eingebunden.

Probiotika

Durch die Einnahme von probiotischen Bakterien kann das Mikrobiom gestärkt und diversifiziert werden.

Präbiotika

Präbiotika sind unverdauliche Ballaststoffe, die selektiv das Wachstum von gesunden Darmbakterien fördern.

Vorsicht bei Antibiotika!

Wer seinen Darmbakterien etwas Gutes tun möchte, sollte mit der Einnahme von Antibiotika vorsichtig sein. Zwar lässt sich das nicht so ohne Weiteres frei entscheiden und bei schweren bakteriellen Erkrankungen sind Penicillin und Co. nach wie vor eine großartige Sache. Dem wiederkehrenden Patientenwunsch, nach zwei Tagen Husten, Schnupfen, Heiserkeit endlich ein solches Medikament verschreiben zu bekommen, muss jedoch mit einer Warnung begegnet werden: Antibiotika kennen keine guten oder schlechten Keime, sie eliminieren Bakterien auf ganzer Linie – auch das Mikrobiom.

Vorsicht bei weiteren Präparaten!

Antidepressiva, Cholesterinsenker, Kortison oder »die Pille« stören ein Mikrobiom bei der Arbeit. Was nicht heißt, dass man die Substanzen gleich absetzen sollte. Es erklärt aber mitunter auftretende Verdauungsprobleme, sodass man gegensteuern kann. Auch Protonenpumpenhemmer sind ungünstig, daher sollte man dieses als »Magenschutz« so positiv und harmlos klingendes Mittel gegen Gastritis und Co. zumindest nicht wie Smarties nehmen.

Fäkale Mikrobiota-Transplantation (FMT)

Bei dieser Behandlung wird Stuhl aus einem gesunden Darm entnommen und in einen anderen Darm transplantiert, um das Mikrobiom dort wiederherzustellen.

Gelber Ingwer

Kurkuma, auch bekannt als Gelbwurz, wird aufgrund seiner entzündungshemmenden und antioxidativen Eigenschaften als mögliche Ergänzung zur Unterstützung der Darmgesundheit und zur Verbesserung des Mikrobioms betrachtet. Das Curcumin hat präbiotische Eigenschaften, kann die Aktivität von bestimmten Bakterienstämmen im Darm erhöhen und Entzündungen reduzieren. Es wird empfohlen, Kurkuma in Kombination mit schwarzem Pfeffer zu konsumieren, um die Bioverfügbarkeit von Curcumin, dem aktiven Bestandteil in Kurkuma, zu erhöhen.

IV.

Die innere Apotheke instand halten: **Richtig essen, bewegen und entspannen**

Die innere Apotheke befüllen: Essen und Trinken

Richtiges Essen und Trinken erlauben es, unsere innere Apotheke zu versorgen und instand zu halten. Schließlich benötigt jedes pharmazeutische Unternehmen entsprechend hochwertige Rohstoffe – in unserem Körper ist das nicht viel anders.

In diesem Sinne können wir durch die Zusammenstellung unserer Nahrung den Arzneimittelschrank in uns auch ein wenig kreativ mitgestalten. Man kann auch sagen: Mit Essen spielt man!

Welche Nahrung Hormone aus den Verstecken lockt

Die Nahrung, die wir konsumieren, hat einen erheblichen Einfluss auf unsere Hormone und kann dazu beitragen, sie zu aktivieren oder zu hemmen. Zum einen stellt man die Grundbausteine zur Verfügung, zum anderen werden bestimmte Enzyme, Transportmechanismen und Verdauungshormone bereits während der Nahrungsaufnahme produziert, die unseren Stoffwechsel regulieren. Auch unser Mikrobiom dient als Schaltstelle und ist darüber hinaus überaus heikel und rasch beleidigt. Gefällt unseren organischen Mitbewohnern nicht, was wir zu uns nehmen, so kann es uns mit gehörigen Darmproblemen strafen.

Im Großen und Ganzen gilt: gesunde Kost, nach Hausverstand, wenig Zucker, kaum Weißmehl, einen Bogen um Transfette, viel Gemüse und Obst und Fertignahrung höchstens in Spuren. Dennoch ist nicht gesagt, dass die Verdauung auch wirklich so funktioniert, wie man sich das vorstellt. Und so mancher klagt trotz Befolgung dieser Maßnahmen über einen aufgeblähten Bauch. Diese Fehlbesiedelung im Dünndarm wird als SIBO (small intestinal bacterial overgrowth) bezeichnet. Ein kompletter Reset des Mikrobioms (also ein Neustart und ein Zurückstellen auf Werkeinstellung) lässt sich am ehesten mit einer Darmsanierung, etwa Colon-Hydro-Therapie und Heilfasten, erzielen. Danach kann man mit einer FODMAP-armen Diät, bei der man alles vermeidet, was blähend sein könnte, das System langsam wieder hochfahren. Ein gangbarer, wenn auch dorniger Weg, der sich manchmal lohnt.

Generell freuen sich Hormone über Beeren, Leinsamen, grünes Blattgemüse oder Nüsse. Wer gezielt für seine innere Apotheke einkaufen möchte, der sollte Folgendes in seinen Einkaufskorb legen:

- **Serotonin:** tryptophanreiche Kost wie Bananen, dunkle Schokolade, Nüsse, Haferflocken und Käse
- **Dopamin:** Schokolade, Käse und Nüsse
- **Insulin:** Je rascher Kohlenhydrate verfügbar sind, desto intensiver steigt das Insulin an. Magnesiumrei-

che Kost wie Sonnenblumen- und Kürbiskerne, Nüsse und Hülsenfrüchte

- **Glukagon (der Insulingegenspieler):** Lebensmittel mit einem hohen Proteingehalt wie Eier und Hülsenfrüchte
- **Leptin:** Grapefruit, Vollkornprodukte, gesunde und fettreiche Lebensmittel, grüner Tee
- **Ghrelin:** Lebensmittel mit einem hohen Proteingehalt reduzieren das Appetithormon. Milchprodukte, Eier, Fleisch, Nüsse oder Hülsenfrüchte
- **Östrogen:** Soja und Leinsamen, Granatapfel, Fenchel, Grünkohl, Bier
- **Progesteron:** Yamswurzel, Leinsamen, Kakao, Schwarztee
- **Testosteron:** zinkreiche Lebensmittel, Sojabohnen, schwarze Johannisbeere, Mandeln oder Pekannüsse; Austern und rotes Fleisch
- **Cortisol:** Koffeinhaltige Getränke
- **Melatonin:** Sauerkirschen, Walnüsse
- **Schilddrüsenhormone:** jodhaltige Lebensmittel, Meeresalgen (Nori-Blätter beim Sushi), Goji-Beeren, Paranüsse und zinkhaltige Nahrung wie Fleisch oder Hülsenfrüchte
- **Peptid YY:** Lebensmittel mit hohem Ballaststoffgehalt wie Haferflocken und Chiasamen
- **Somatotropin/HGH:** Lebensmittel mit einem hohen Protein- und Aminosäuregehalt, Milchprodukte und mageres Fleisch, Eier, Nüsse, Wassermelone
- **Und der Vollständigkeit halber:** Gutes Futter für das Mikrobiom sind fermentierte Lebensmittel

Timing

Ein Snack zur rechten Zeit

Wenn zwei Personen dasselbe essen, heißt das noch lange nicht, dass sie dasselbe verwerten. So kann bei einer Person eine Low-Carb-Zero-Calories-Diät zu einer massiven Veränderung des Körpers führen, während sich beim anderen rein gar nichts tut. Beide haben sich angestrengt. Einer hat Pech gehabt. Das liegt zum einen an den Genen, die bestimmte Stoffwechselprozesse, Hormone und Enzyme determinieren. Das ist nun mal Schicksal, es sei denn, man tauscht seine Ahnen aus, was jedoch nach der eigenen Zeugung nicht mehr viel Sinn hat. Dennoch gibt es eine Reihe von Parametern, die wir sehr wohl in der Hand haben. Diese Mechanismen sind zwar auch individuell, funktionieren jedoch dennoch bei allen ähnlich.

So macht es etwa einen Unterschied, zu welcher Tageszeit man isst, da der Körper verschiedene Hormone zu unterschiedlichen Zeiten des Tages freisetzt, die den Stoffwechsel und das Körpergewicht beeinflussen können. Es gibt Hinweise darauf, dass das Timing der Mahlzeiten und die Synchronisation mit unserer inneren Uhr (dem zirkadianen Rhythmus) eine Rolle spielen.

So wird das Hormon Leptin, das das Sättigungsgefühl erhöht und den Appetit unterdrückt, normalerweise nachts vermehrt ausgeschüttet. Wenn man spät abends isst, kann dies den natürlichen Rhythmus stören und die Leptinproduktion beeinträchtigen, was wiederum dazu führen kann, dass man sich nicht vollständig satt fühlt und infolgedessen mehr isst. Auch zu wenig Schlaf senkt den Leptinspiegel und die Müdigkeit bringt das Appetithormon Ghrelin auf den Plan.

Darüber hinaus kann das Timing der Mahlzeiten den Insulinspiegel beeinflussen. Insulin ist das Schlüsselhormon für die Fettverbrennung. Gibt es genügend Nahrungsangebot, das heißt: immer wieder ausreichend Kohlenhydrate im Blut durch zahlreiche Zwischenmahlzeiten, so sorgt unser Insulin dafür, die Fettreserven vor Abbau zu bewahren. Warum denn auch auf die so kostbaren Notreserven zurückgreifen, wenn man das gelieferte Material sofort verheizen bzw. speichern kann? Wenn man größere Mahlzeiten am späten Abend zu sich nimmt, so kommt der Insulinspiegel auch nachts nicht zur Ruhe und der Körper verbrennt weniger Fett.

Umgekehrt wird beim Dinner-Cancelling genau das Gegenteil erzielt: Die letzte Mahlzeit um 16 Uhr eingenommen – und Stunden später, wenn man sich zur Ruhe begibt, hat sich auch das Insulin schlafen gelegt. Mit diesem kurzfristigen, intermittierenden Abendfasten passiert etwas, das man sich immer schon gewünscht hat: Man nimmt im Schlaf ab!

Da unser Körper für bestimmte Situationen passende Arzneien bereitstellt, kann man sich vorstellen, dass er etwas verwirrt ist, wenn wir mehrere Dinge gleichzeitig tun. Tatsächlich sind wir im Multitasking schlechter, als wir annehmen. So kann es sein, dass man schneller zunimmt, wenn man während anderer Aktivitäten isst. Das liegt daran, dass unser Körper während des Essens Hormone freisetzt, die das Sättigungsgefühl und das Verlangen nach Nahrung beeinflussen. Leptin oder Peptid YY für das Sättigungsgefühl, Ghrelin, Cortisol für das Verlangen nach mehr, Dopamin für die Freude über das, was am Teller liegt, und Insulin für die postprandiale Müdigkeit, die uns in ein Nachmittagsschläfchen treibt.

Wenn man beim Essen abgelenkt ist und sich auf andere Aktivitäten konzentriert, nimmt man das Sättigungsgefühl nicht vollständig wahr und man isst mehr als man eigentlich braucht. Wenn man während dem Fernsehen, dem Arbeiten am Computer oder beim Autofahren Lebensmittel in sich reinfuttert, so führen jene Hormone, die uns dabei wach und konzentriert halten, dazu, dass wir die Nahrung weniger effektiv verwerten – und mitunter einfach mal in den Depots zwischenlagern. Ausreichendes Kauen bleibt beim Snack zwischen Meeting und Greeting auch meist auf der Strecke. Unterm Strich bedeutet es: Wenn wir abends unsere aufgenommenen Kalorien artig zählen, sagt das noch nicht viel darüber aus, was wir mit dieser Kalorie untertags angestellt haben.

Es ist daher ratsam, sich während des Essens bewusst auf die Nahrungsaufnahme zu konzentrieren und Ablenkungen wie Fernsehen oder Arbeiten zu vermeiden.

»Bier auf Wein, lass es sein« oder »Erst das Wasser, dann die Säure, sonst geschieht das Ungeheure« sind Volksweisheiten, die nahelegen, flüssige Nahrungsmittel nicht wahllos aufeinanderfolgend zu konsumieren. Tatsächlich gibt es einige Hinweise darauf, dass die Reihenfolge beim Essen und Trinken eine Rolle spielt. In einer ernährungswissenschaftlichen Untersuchung in den USA bekamen 16 Probanden mit Diabetes Typ 2 Essen mit einem Kohlenhydratanteil (Ciabatta und Orangensaft) sowie einem proteinhaltigen Teil (Hähnchenbrust und Salat). Variiert wurde innerhalb der Gruppe jedoch die Speisenreihenfolge. Wurde zuerst das Eiweiß gegessen, so kam es um einen bis zu 54 Prozent geringeren Blutzuckeranstieg nach dem Essen – ähnlich einem Diabetesmedikament. Die Produktion von Insulin war geringer, jene von GLP-1 signifikant höher.[19] Auch beim so beliebten Ernährungskonzept »Metabolic Balance« sollten die drei Mahlzeiten des Tages mit zwei Bissen Eiweiß begonnen werden – das kommt offensichtlich nicht von ungefähr.

Einige aktuelle Studien haben zudem gezeigt, dass der Verzehr von Proteinen und Ballaststoffen zu Beginn einer Mahlzeit die Freisetzung von Ghrelin reduzieren und das Sättigungsgefühl erhöhen kann.[20] Dies kann dazu beitragen, dass man insgesamt weniger isst und das Körpergewicht besser reguliert wird. Oder dass der Verzehr von Kohlenhydraten am Ende einer Mahlzeit dazu beitragen kann, den Insulinspiegel zu regulieren und die Freisetzung von Leptin zu erhöhen. Dies kann dazu beitragen, dass man sich länger satt und energiegeladen fühlt. Zudem sollten Freunde des Fast Food den Salat immer vor dem Burger zu sich nehmen, da man danach oft keine Lust mehr darauf hat.

Ungesunde Aspekte ungesunder Ernährung

Man kann sich natürlich nicht nur gesund, sondern vor allem auch krank essen. Viele Speisen haben einen direkten Einfluss auf unsere innere Apotheke. Ganz oben stehen dabei: Alkoholkonsum führt zu einem Anstieg des Hormons Cortisol, was mit Stress verbunden ist.

Eine hohe Zufuhr an verarbeiteten Lebensmitteln

und Zucker kann zu Insulinresistenz führen und das Hormon Insulin aus dem Gleichgewicht bringen. Nimmt man Nahrung mit einem hohen Gehalt an Transfetten und gesättigten Fetten zu sich, kann das das Hormon Leptin negativ beeinflussen, das Hungergefühl und Stoffwechsel reguliert.

Gesunde Aspekte ungesunder Ernährung

Nach der Definition ist ungesunde Ernährung meist gekennzeichnet durch einen hohen Anteil an Fett und Kohlenhydraten, meist in Form von Zucker. Wobei das Fett mittlerweile großteils (bis auf Transfette und Co.) rehabilitiert ist. Der Konsum von Fast Food, Süßigkeiten und Softdrinks führt jedoch oft zu einem Nährstoffmangel und Übergewicht.

Doch selbst eine ungesunde Ernährungsweise hat ihre Vorteile. Zum einen können bestimmte ungesunde Lebensmittel wie Schokolade und Pizza unsere Stimmung positiv beeinflussen. Sie enthalten Vorstufen unserer Glückshormone wie Serotonin und Dopamin, die uns ein gutes Gefühl geben und Stress abbauen können. Damit kann gelegentliches Schlemmen tatsächlich gut für die Psyche sein.

Und wie sieht es mit einem Abstecher in eine Dönerbude aus? Auch der Konsum von scharfen Gewürzen wie Chili und Paprika kann gesundheitsfördernd sein. Sie regen die Verdauung an und können somit bei Verstopfung und Blähungen helfen. Zudem haben sie eine antibakterielle Wirkung und können vor Infektionen schützen. Also beim nächsten Döner »scharf mit alles!«.

Und vergessen wir auch nicht, was auf jeder Pizza drauf ist: Lycopine! In Form von Tomatensauce schützt diese stark antioxidativ wirkende Substanz unsere Zellen vor dem Altern. Eine Studie aus dem Jahr 2003 an immerhin rund 8000 Personen zeigte, dass Patientinnen und Patienten, die zweimal wöchentlich eine Pizza auf der Speisekarte hatten, zu 59 Prozent seltener an Speiseröhrenkrebs, zu 34 Prozent seltener an Mundkrebs und zu 26 Prozent seltener an Darmkrebs erkrankten.[21] Diese Wirkung ist dem Lycopin zuzuschreiben, das auch in erhitzter Form wirkt. Allerdings sind solche Untersuchungen – wie auch die Pizza selbst – mit Vorsicht zu genießen. Und der Mailänder Studienleiter Silvano Gallus ist – als Italiener – natürlich befangen.

Übrigens macht es einen Unterschied, ob die Pizza frisch aus dem Holzofen oder frisch aus dem Tiefkühlfach stammt. Junkfood und Streetfood sind nicht dasselbe. Mittlerweile kann man das schnelle Essen auch gesünder gestalten, wenn die Foodtrucks auf frisch zubereitete Speisen setzen. Denn weniger ist das tiefe Kühlen das Problem als die Menge an Salz, Zucker, Konservierungsmitteln, Transfetten oder Geschmacksverstärkern in der »3 zum Preis von 2 – Familienpackung Pizza Margharita«. Zu bedenken ist allerdings, dass man sich dennoch die Zeit zum Essen nimmt.

Man kann es nicht leugnen: Eine ausgewogene und gesunde Ernährung ist nun mal das Fundament für ein gesundes Leben. Vor allem, wenn man nicht mit Genen gesegnet ist, die viele Sünden verzeihen.

Ungesunde Aspekte gesunder Ernährung

Es mag überraschend klingen, aber eine zu gesunde Lebensweise kann sich tatsächlich negativ auf den Körper auswirken.

Übermäßiger Konsum von Obst

Er kann zu einer hohen Zuckeraufnahme führen und den Blutzuckerspiegel aus dem Gleichgewicht bringen. Zudem haben viele Menschen – ohne es zu wissen – eine Fruktoseintoleranz, sodass die Fruchtzuckeranteile nicht aufgenommen werden können, im Darm verbleiben und den Bakterien als Nahrung dienen. Diese vertragen das Obst genauso wenig wie wir und pupsen pausenlos. Damit haben auch wir mit Blähungen, Krämpfen und Durchfällen zu kämpfen – obwohl wir uns doch so gesund ernähren.

Übermäßige Aufnahme von Ballaststoffen

Sie kann zu Verdauungsproblemen führen und die Aufnahme von wichtigen Nährstoffen beeinträchtigen. Im Extremfall werden Flohsamen und Co. als Abführmittel missbraucht, was im Normalfall nicht zur Verbesserung des Wohlbefindens beiträgt.

Ein zu niedriger Konsum von Fett

Er kann zu Hormonungleichgewichten führen und den Körper davon abhalten, wichtige Hormone zu produzieren. Der Mythos vom »bösen Fett« hält sich dennoch wacker.

Übermäßiger Konsum von grünem Tee

Er kann das Herz-Kreislauf-System überstimulieren und zu Problemen führen. Zu viel davon kann toxische Wirkungen auf die Leber haben. Zudem verträgt er sich nicht sonderlich gut mit der einschläfernden Wirkung des Melatonins. Abends sollte man darauf verzichten, da er sehr lange wachhält.

Zu viel Sport und Bewegung ohne ausreichende Regeneration

Das kann zu Verletzungen und Entzündungen führen – und zu einem erhöhten Stresslevel. Wer andere Hormone mit Sport boosten möchte, der sollte es nicht übertreiben. Wie es so schön im Volksmund heißt: »Sport und Turnen füllt Gräber und Urnen« –, in diesem Zusammenhang darf daher die Frage erlaubt sein: Stellen sich die Glückshormone beim Sport ein, bevor oder nachdem man gestorben ist?

Als »Orthorexia nervosa« bezeichnet man das »krankhafte Gesundessen«, bei dem die Erlangung eines Zustandes absoluter körperlicher Reinheit durch Ernährung sowie Sport über alles andere gestellt wird. Die

Störung ist zwar nicht im ICD-11-Katalog der Erkrankungen gelistet, die Grenze zur Essstörung ist jedoch fließend.

Heißhungerattacken abwehren

Heißhungerattacken können eine Herausforderung für unsere Ernährungsgewohnheiten darstellen. Es ist wichtig, zu verstehen, dass Heißhunger oft durch hormonelle Veränderungen oder emotionale Faktoren ausgelöst wird und nicht unbedingt ein Zeichen für einen echten Hunger ist.

In der Regel zeichnen die Hormone Ghrelin, Leptin und Insulin für unseren Appetit verantwortlich. Um Heißhungerattacken zu vermeiden, gibt es einige kleine Tricks, die Sie anwenden können (explizit ist das Rauchen hier nicht als Tipp erwähnt):

Keine Crashdiäten

Wer sein Körpergewicht mittels Jo-Jo-Effekt zuverlässig auf Dauer steigern will, dem seien Blitzdiäten ans Herz gelegt. Tatsächlich reagiert das Sättigungshormon Leptin sehr empfindlich und nachtragend auf zu wenig Schlaf und brutale Fastenkuren. Selbst Monate nach erfolgter Diät liegt es noch immer in zu geringem

Ausmaß vor – ganz im Gegensatz zu unserem Appetithormon Ghrelin.

Regelmäßig essen

Wer regelmäßig isst – und sich dabei auch noch satt isst – erspart sich Heißhungerattacken. Sich hungernd über den Tag zu retten, führt indes dazu, dass man die eingesparte Kalorienmenge spätestens beim Mitternachtssnack zu sich nimmt. Das Stresshormon Cortisol tut sein Übriges. Und der Zeitpunkt der späten Nahrungsaufnahme gibt Ihnen den Rest.

Ausreichend Wasser trinken

Oftmals fühlen wir uns hungrig, wenn wir in Wirklichkeit dehydriert sind. Trinken Sie regelmäßig Wasser oder ungesüßten Tee, um Ihren Körper hydratisiert zu halten. Die optimale Trinkmenge ist sehr individuell und wird auch von den Gesundheitsexpertinnen und -experten höchst variabel angegeben – ab 1,5 Liter täglich sind Sie dabei.

Gesunde Snacks bereithalten

Wenn Sie wissen, dass Sie zu Heißhunger neigen, sorgen Sie für gesunde Snacks wie Gemüsesticks, Obst oder Nüsse. Diese helfen Ihnen, Ihren Hunger zu stillen, und geben Ihnen gleichzeitig wichtige Nährstoffe. Man kann ein kleines Notfalllager zu Hause anlegen. Denn auf dem Weg in den Supermarkt hat man zu viele Gelegenheiten, den Heißhunger anderweitig zu stillen.

Langsam essen

Manche bestellen sich bei McDonald's zum Menü gleich einen weiteren Burger dazu – nach dem Verzehr des ersten wird man schließlich noch hungrig sein. Genau das ist auch der gemeine Trick beim »Fast« vor dem »Food«. Besser ist, sich seiner inneren Apotheke zu bedienen und ein wenig mit den Sättigungshormonen zu kommunizieren. So werden etwa die Verdauungshormone GLP-1 und Peptid YY beim Hinunterschlingen weniger ausgeschüttet. Außerdem dauert es etwa 20 Minuten, bis das Sättigungsgefühl einsetzt. Achten Sie daher auf Ihren Körper, um festzustellen, wann Sie wirklich satt sind. Grundsätzlich gilt: Wer langsam isst, ist schneller satt!

Ausreichend Schlaf

Schlafmangel kann dazu führen, dass der Körper mehr vom appetitanregenden Hormon Ghrelin produziert. Sorgen Sie also für ausreichend Schlaf, um Ihren Körper in Balance zu halten. Das Sättigungshormon Leptin wird es Ihnen danken. Und Sie Ihrem Leptin.

Aromatherapie

Über unseren Geruchssinn bzw. entsprechende Düfte

können wir auf unseren Appetit Einfluss nehmen. Gerüche gegen Gelüste sind:

- Pfefferminzöl ist der Notfalltropfen bei Heißhungerattacken. Es kann eingeatmet, aber auch als Tropfen auf der Zunge hilfreich sein.
- Vanilleöl kann gegen die akute Lust auf Süßes helfen, da es die Serotoninausschüttung stimuliert und bereits vor der Schokolade glücklich macht. Das Öl hilft vor allem bei emotional getriggertem Hunger.
- Kakaoöl kurbelt ebenfalls die Ausschüttung von Serotonin und Endorphinen an.
- Dauerhaft können die Düfte von Zypresse, Zitrone oder Apfel unterstützend wirken, z. B. in einer Duftlampe - oder ein Öl, dessen Geruch Sie gar nicht ausstehen können, denn dann vergeht Ihnen der Appetit.

Bewegung

Regelmäßige Bewegung kann dazu beitragen, den Appetit zu regulieren und den Stoffwechsel anzukurbeln. Versuchen Sie, täglich mindestens 30 Minuten körperlich aktiv zu sein.

Ablenkung

Wenn Sie bemerken, dass Sie aus emotionalen Gründen hungrig werden, versuchen Sie, sich abzulenken. Rufen Sie eine Freundin oder einen Freund an, machen Sie einen Spaziergang oder lesen Sie ein Buch.

Zähne putzen oder Kaugummi kauen

Das Putzen der Zähne kann helfen, den Heißhunger zu reduzieren, da der Geschmack von Zahnpasta das Verlangen nach Nahrungsmitteln unterdrücken kann. Und solange man Kaugummi kaut, isst man in der Regel nichts anderes.

Akupressur

Die Anwendung von Druck auf bestimmte Akupressurpunkte am Körper kann dazu beitragen, den Appetit zu regulieren und Heißhunger zu reduzieren. Zwei Punkte seien hier exemplarisch erwähnt: Das »Zentrum des Menschen« ist ein Punkt zwischen Nase und oberer Rand der Oberlippe; der »auslöschende See« befindet sich an der Außenseite des Oberarms, in der Mitte zwischen Schulter und Ellbogen. Beide können Sie etwa eine Minute drücken, dann eine kurze Pause machen und den Vorgang wiederholen.

Äußere und innere Drogen

Alkohol und Drogen können eine Vielzahl von Hormonen im Körper beeinflussen – als gewünschten Effekt oder auch unerwünschte Nebenwirkung. Ziel der meisten Substanzen ist das Belohnungssystem im Gehirn. Ohne dieses evolutiv sehr alte System würden wir nicht lernen und uns weiterentwickeln. Mit bestimmten Nahrungsmitteln, Handlungen, Kuscheln oder Sex können wir uns die entsprechenden Hormone aus dem versperrten Schrank in unserer Apotheke holen. Endorphin und Serotonin sorgen für die positiven Gefühle, das »Liking«. Dopamin gibt uns einen kurzfristigen Kick und sorgt für Vorfreude – ist also verantwortlich für das Verlangen, das »Wanting«. Bei Drogen spricht man hier vom »Craving«. Denn Drogen können die Ausschüttung von Dopamin um ein Vielfaches steigern. So sehr, dass die natürliche Konzentration, die von unserer inneren Apotheke zur Verfügung gestellt wird, nicht mehr ausreicht.

Eine Schlüsselrolle spielt unser 5-HT-Rezeptor, der für die Bindung des Neurotransmitters Serotonin spezifisch ist. Er ist im zentralen und peripheren Nervensystem weitverbreitet und spielt eine wichtige Rolle bei der Regulation von verschiedenen physiologischen und Verhaltensprozessen rund um Stimmung, Angst, Schlaf, Appetit, Schmerzwahrnehmung und Temperaturregulation. Damit ist diese Bindungsstelle gleichzeitig auch das Ziel von bestimmten Arzneimitteln, die zur Behandlung von Störungen wie Depressionen, Angstzuständen und Schizophrenie eingesetzt werden.

Ein weiterer Rezeptor aus dieser Familie, der 5-HT2A-Rezeptor, der hauptsächlich im zentralen Nervensystem zu finden ist, spielt eine Rolle bei der Regulation von Prozessen, die die Wahrnehmung, Kognition, Emotionen und Halluzinationen betreffen – und damit Ziel von einigen halluzinogenen Drogen wie LSD und Psilocybin (»Magic Mushrooms«) ist. Die Aktivierung dieser Rezeptoren durch LSD und Psilocybin führt zu einer erhöhten Freisetzung von Neurotransmittern wie Serotonin, Dopamin und Noradrenalin. Normalerweise bindet Serotonin nicht so stark an den Rezeptor wie LSD und wirkt auch nicht so stark stimulierend. Außerdem wird es im Gehirn schnell abgebaut, was seine Wirkung begrenzt. Der Grund, warum LSD eine halluzinogene Wirkung hat, liegt darin, dass es den 5-HT2A-Rezeptor im Gehirn überaktiviert. Damit verursacht es eine übermäßige Stimulation, die zu verändertem Denken, veränderten Wahrnehmungen und Halluzinationen führt.

Eine andere Gruppe sind die Muscarinrezeptoren, die für die Regulierung verschiedener Körperfunktionen und Prozesse der Wahrnehmung zuständig sind und ebenfalls als Andockstelle für verschiedene Medikamente und – meist unfreiwillig – für den Fliegenpilz.

Letztlich wirkt die Aufputschdroge Kokain, indem sie im Körper die Konzentration von Dopamin und Noradrenalin steigert und den Abbau von Adrenalin bremst. Die euphorisierende Wirkung beginnt wenige Minuten nach dem Schnupfen der Substanz und hält gerade mal eine halbe Stunde an. Das geht billiger, risikoloser und auch nicht mal so lustfeindlich: So kann das richtige Essen oder auch Sex die Produktion von Dopamin in den entsprechenden Hirnarealen anregen.

Bewegung in die innere Apotheke bringen: Sport und Co.

Die Hormone in Schwung bringen

Die besten Moves

Unser Hormonsystem ist ein komplexes Netzwerk, das durch verschiedene Faktoren beeinflusst werden kann, einschließlich Bewegung. Bestimmte Bewegungen können dazu beitragen, Hormone wie Cortisol, Testosteron und Serotonin im Körper zu regulieren sowie erwünschte Substanzen aus der inneren Apotheke zu bestellen. Ganz allgemein gesprochen ist »körperliche Aktivität« immer gut. Allerdings fällt es vielen schwer, genau einzugrenzen, ab wann der Körper aktiv ist. Während manche erst nach einer halben Stunde Dauerlauf das Gefühl haben, etwas zu tun, genügt es anderen schon, sich von der Couch zum Kühlschrank zu bewegen. Zudem möchte man nicht immer nur »ganz allgemein« etwas für den Körper tun, sondern ganz speziell ein paar gewünschte innere Medikamente aus dem Schrank holen. Ein paar exemplarische Moves, die das zustande bringen, seien im Folgenden genannt.

Weightlifting

Krafttraining kann dazu beitragen, den Testosteronspiegel zu erhöhen. Das männliche Geschlechtshormon wiederum erfüllt als Anabolikum die Wünsche der Kraftsportlerinnen und -sportler: eine verbesserte Körperzusammensetzung und Muskelmasse. Darüber hinaus kann das Heben von Gewichten auch dazu beitragen, den Cortisolspiegel im Körper zu senken, was zu einer verbesserten Stimmung und einem besseren Schlaf beitragen kann. Die Mischung macht es jedoch, denn wird allzu eifrig trainiert, so kann das zu Stress führen, sodass Cortisol gegenüber Testosteron die Oberhand gewinnt.

Running

Ausdauertraining wie Laufen kann dazu beitragen, den Serotoninspiegel im Körper zu erhöhen, was sich günstig auf Stimmung und Schlaf auswirkt. Darüber hinaus kann das Laufen auch dazu beitragen, den Cortisolspiegel zu senken und den Stoffwechsel zu verbessern.

Yoga und Pilates

Zwei weitere Bewegungsarten, die die Hormonfunktion verbessern können, sind Yoga und Pilates. Beide Formen der Bewegung konzentrieren sich auf Atemtechniken und Körperhaltungen, die förderlich sind, um den Stress im Körper zu reduzieren und den Cortisolspiegel zu senken. Darüber hinaus können Yoga und Pilates auch dazu beitragen, die Flexibilität zu verbessern und die Muskelkraft zu erhöhen. Das hat alles massive Auswirkungen auf den Hormonspiegel – direkt und auch über Umwege, etwa der Reduktion des Körperfettes bei fleißigem Training. Denn haben wir zu viel Fettgewebe, produzieren wir auch andere Botenstoffe, die uns weniger zu Gesicht stehen. Ganz gezielt lässt sich Homonyoga auch für die Erweckung müder hormoneller Geschlechtsdrüsen nutzen.

Stretching

Auch die Dehnung spielt eine wichtige Rolle bei der Regulierung der Hormonfunktion. Stretching kann dazu beitragen, den Serotoninspiegel im Körper zu erhöhen und damit eine verbesserte Stimmung und – über den Umweg unseres inneren Schlafmittels Melatonin – eine ruhigere Nacht herbeizuführen. Darüber hinaus kann das Dehnen auch dazu beitragen, den Cortisolspiegel zu senken und den Stoffwechsel zu verbessern. So wie das Mikrobiom führten auch die Faszien lange Zeit ein Schattendasein in der Medizin. Viele Beschwerden lassen sich jedoch auf eine Verkürzung bzw. Verklebung dieser Bindegewebsstränge zurückführen – spezielle Dehnübungen helfen. Das Internet ist voll von Tutorials, wie man seine Bindegewebsstränge in die Länge zieht. Die Dehnung sollte dabei über längere Faszienketten erfolgen. Unterstützend können Faszienrollen helfen oder darauf spezialisierte Therapeutinnen und Therapeuten, die eine (nicht ganz schmerzfreie) manuelle Technik nach dem Fasziendistorsionsmodell (FDM) beherrschen – ein blauer Fleck ist da, die Verspannung weg.

Trainingseinheiten

Wenn eine bestimmte Muskelgruppe trainiert wird, wird die Freisetzung von Hormonen, die das Muskelwachstum und die Regeneration fördern – wie Testosteron und Somatotropin –, erhöht. Gleichzeitig reduziert sich die Freisetzung von Hormonen, die den Muskelabbau fördern, wie Cortisol. Dieser Hormonausstoß ist jedoch auch abhängig von der Art der Bewegung, der Intensität und der Dauer des Trainings. Ein intensives und langes Ausdauertraining kann etwa den Cortisolspiegel erhöhen, während ein kurzes und intensives Krafttraining den Testosteronspiegel anhebt.

»Steady State Cardio« ist zwar gut, nicht jedoch, wenn man sein Testosteron pimpen möchte. Nach dem Motto »Trainiere hart und schwer, aber nicht zu lange« sollte ein Krafttraining zwischen 45 und 60 Minuten dauern. Eine kürzere Trainingsdauer als 45 Minuten kann möglicherweise nicht ausreichen, um signifikante Veränderungen im Hormonspiegel zu bewirken, während eine längere Trainingsdauer als 60 Minuten den Cortisolspiegel erhöhen und den Testosteronspiegel senken kann.

Studien haben gezeigt, dass höhere Intensitätsstufen und Übungen, die mehrere Muskelgruppen gleichzeitig aktivieren, den Testosteronspiegel stärker erhöhen können als niedrigere Intensitätsstufen und isolierte Übungen.[22] Darüber hinaus ist es wichtig, genügend Erholungszeit zwischen den Trainingseinheiten zu geben, damit sich der Körper erholen und sich an die Belastung anpassen kann. Denn sonst schlägt das Stresshormon Cortisol das Testosteron wieder in die Flucht.

In der Regel wird empfohlen, dass ein Training

einer bestimmten Muskelgruppe einmal oder zweimal pro Woche ausreicht, um den Testosteronspiegel zu erhöhen und optimale Ergebnisse zu erzielen. Man darf die Sache allerdings nicht isoliert betrachten: Ernährung, Schlaf, Stress und andere Lebensstilfaktoren sind ebenso zu beachten. Also zwischen stressiger Arbeit und stressiger Arbeit rasch mal ins Fitnesscenter zu eilen, um seine Androgene zu steigern, ist keine gute Idee!

Den weiblichen Körper balancieren

Hormonyoga

Bei Hormonyoga handelt es sich um eine Yogapraxis, die gezielt auf die weiblichen Hormone abzielt. Körperliche Übungen und Atemtechniken stehen hier im Zentrum der von der Brasilianerin Dinah Rodrigues in den 1990er-Jahren entwickelten Methode. Viele der im Hormonyoga praktizierten Asanas, wie der herabschauende Hund, die Taube oder der Schulterstand, stammen aus dem Hatha-Yoga. Dazu kommen Pranayama-Übungen als Atemtechnik, Bandhas, bewusste Muskelanspannungen und die tibetische Energielenkung, um bestimmte endokrine Drüsen zu aktivieren. Die Yogaprofis werden bei den Begriffen wissend nicken, die anderen haben zumindest schon gehört, dass Hunde auch herabschauen können.

Die Yogaübungen sollen dabei helfen, den Hormonhaushalt wieder ins Gleichgewicht zu bringen und somit

Beschwerden wie PMS, Menstruationsschmerzen, Hitzewallungen und Schlafstörungen zu lindern. Insbesondere die Eierstöcke und die Schilddrüse stehen dabei im Fokus. Durch gezielte Atem- und Entspannungsübungen soll zudem der Stress reduziert werden, der oft ein Auslöser für Hormonprobleme sein kann. Ein weiterer positiver Effekt von Hormonyoga ist, dass es dabei helfen kann, die Fruchtbarkeit zu steigern.

Die Studienlage zur Steigerung bestimmter Hormonspiegel bei bestimmten Übungen ist mehr als dünn. Schließlich gibt es weder großes Interesse vonseiten der Industrie, sich seine eigenen Medikamente selbst zu erturnen. Zum anderen ist die Zahl jener, die Yoga tatsächlich gut können und sich bereit erklären, unter Laborbedingungen Körperflüssigkeiten abzapfen zu lassen, eher bescheiden. Nichtsdestotrotz gibt es einige Untersuchungen, die eine günstige Veränderung der Produktion von Serotonin, Schilddrüsenhormonen oder GABA durch Yoga im Allgemeinen gezeigt haben.[23] Wir können also mit Übungen die Mischung der gerade aktiven Substanzen in unserem Körper durchaus beeinflussen. In diesem Sinne sind Sie selbst aufgerufen, all jene Wirkungen zu spüren, die sich bei unterschiedlichen Positionen möglicherweise einstellen:

- **Serotonin:** Viparita Karani (Die Umkehr)
- **Testosteron:** Bhujangasana (Die Kobra-Position)
- **Oxytocin:** Balasana (Kindesstellung)
- **GABA-Erhöhung:** Padmasana (Lotussitz)
- **Dopamin:** Bakasana (Kranich-Haltung)
- **Melatonin:** Setu Bandhasana (Die Brücke)
- **Cortisolreduktion:** Ustrasana (Das Kamel)

Alle Übungen gelten als stressreduzierend und ändern damit den Hormonmix im Blut. Es sei denn, man kommt aus dem Lotussitz nicht mehr heraus.

Die Endorphine hochdrehen

Runner's High

Eine Studie aus dem Jahr 2017 hat aufgezeigt, dass moderates Ausdauertraining von nur 30 Minuten ausreicht, um den Endorphinspiegel bei gesunden Erwachsenen signifikant zu erhöhen.[24] Auch die Trainingsintensität hat einen Einfluss: Eine höhere Intensität führt zu einer stärkeren Freisetzung der Substanz. Während man also durch Intervalltraining oder andere hochintensive Trainingsformen durchaus in den Genuss dieser inneren Rauschdroge kommen kann, wird es sich beim kurzen Gang über die Straße, um Zigaretten zu holen, eher selten einstellen.

Zudem spielen individuelle genetische Faktoren eine Rolle, sodass nicht jeder Körper gleich auf körperliche Aktivität und die Freisetzung von Endorphinen reagiert. Der wohlmeinende Satz »Geh laufen, dann geht es dir besser« stimmt in vielen Fällen, aber längst nicht in allen. Und man muss in die Sache reinkommen: Bei den ersten paar Mal Laufen wird der Körper anderes zu tun haben, als sich mit einem Hochgefühl selbst zu belohnen. Wir fühlen uns dann zwar meistens schon besser. Allerdings erst danach, wenn Schmerz und Atemnot nachlassen.

Das Hochgefühl, dass sich einstellen kann, ist das

»Runner's High« – ein Phänomen, das vielen Läuferinnen und Läufern vertraut ist. Körper und Geist befinden sich in einem Zustand der Euphorie und fühlen sich wie auf Wolken. Endorphine sind schließlich körpereigene Opioide, die während des Trainings freigesetzt werden und eine schmerzlindernde Wirkung haben. Sie können aber auch ein Gefühl der Euphorie und Entspannung hervorrufen, ähnlich wie das, was man bei der Einnahme von Opioiden erlebt – bzw. vom Hörensagen glaubt, was man erleben könnte. Diese Wirkung kann tatsächlich auch süchtig machen. Zumindest bei manchen, die dieses Hochgefühl so sehr schätzen, dass sie es immer wieder und immer öfter herbeiführen möchten. Eine positive Sucht, die motiviert, die Komfortzone der Couch zu verlassen, und die sich viele wünschen, da sie eher damit zu kämpfen haben, ihren Super-Body überhaupt in Bewegung zu bringen.

Dennoch kann man auch in eine ungesunde Sportsucht hineingleiten. Zwar steht zu Beginn zumeist eine gelungene Bindung an eine Disziplin wie das Laufen und es wird sich noch niemand beschweren, wenn man für den Viertel-, Halb- und Vollmarathon eifrig trainiert. Doch oft geht es weiter, denn der Eineinhalb-Marathon steht auch noch an und so wird jede freie und unfreie Minute fürs Training aufgebraucht. Der Sport wird als Kompensation betrieben, während Beziehungen und Gelenke den Bach runtergehen. Die Motive sind vielschichtig und das Endorphin ist bei Weitem nicht die alleinige Ursache, wenngleich nicht ganz unschuldig.

Mitunter sind herabschauende Hunde und grüßende Sonnen nicht jedermanns Sache. Auch das Wort »Ausdauertraining« oder »High Impact« stellt für den Durchschnittsverbraucher nicht nur eine sprachliche Hürde auf dem Weg zur Gesundheit dar. Glücklicherweise gibt es einige einfache Aktivitäten, die wir in unserem täglichen Leben ausüben können, um unsere Hormone zu beeinflussen und ein gesundes Gleichgewicht zu erreichen. Um im Alltag fit zu bleiben, eignen sich auch:

★ Kochen

Wenn wir unser Essen selbst zubereiten, haben wir die Kontrolle darüber, was wir zu uns nehmen. Gesunde Ernährung kann dazu beitragen, Hormone auszugleichen und unseren Körper in einen Zustand des Wohlbefindens zu bringen: grünes Blattgemüse, Lachs und Walnüsse, fermentierter Käse, dunkle Schokolade, Soja oder Avocado. Unsere innere Apotheke ist schließlich immer nur so gut wie ihre Lieferanten, die die Rohstoffe bringen. Wenn das Kochen dann auch noch Spaß macht, ist die prompte Lieferung gut brauchbarer Präparate aus dem inneren Arzneischrank so gut wie sicher. Kocht man jedoch einzig und allein aus dem Grund, ewig gesund zu bleiben und erst mit 110 Jahren an einer Sellerieknolle zu ersticken, wird man nur schwer dieses biblische Alter erreichen.

★ Fernsehen

Sogar das Fernsehen kann unseren Hormonhaushalt beeinflussen. Einerseits entspannen wir uns, wenn wir einen Film betrachten. Auf der anderen Seite kann unser Körper das Stresshormon Cortisol ausschütten, wenn wir uns aufregenden oder beängstigenden Inhalten aussetzen. Tatsächlich lassen sich, je nach Genre, unterschiedliche Hormone aus der inneren Apotheke bestellen. Geht es nach Forschern aus Michigan, so hebt das Betrachten eines Actionstreifens den Testosteronspiegel bei Männern an. Ein ruhiger, romantischer Liebesfilm reduziert hingegen Testosteron, führt jedoch zu einem Anstieg von Progesteron, also dem weiblichen Gelbkörperhormon bzw. dem Milchbildungshormon Prolaktin.[25] Wer also abends statt eines rührseligen Partners eher einen aktiv-lustbetonten Mann benötigt, sollte auf »Pretty Woman« verzichten und dem Lebensgefährten mit »Mission: impossible« ein wenig auf die Sprünge helfen.

★ Singen

Singen fördert eine ganze Reihe von Präparaten zutage: Glückshormone wie Serotonin und Dopamin oder auch das »innere Cannabis« Anandamid wird produziert. Beim Singen unter der Dusche haben wir noch die thermischen und balneologischen Effekte dabei. Beim Singen im Chor wird zusätzlich das Hormon Oxytocin von jedem Individuum der Gruppe freigesetzt, was das Gefühl der Zusammengehörigkeit, wie beim gemeinsamen Gruppenkuscheln, fördert. Allerdings nur, wenn man Gruppen mag und nicht die Stresshormone durch ein beklemmendes Gefühl der Nähe ausgeschüttet werden.

Massage

Wenn Sie nicht gerne singen, können Sie auch eine Massage in Betracht ziehen, um nicht nur Oxytocin freizusetzen, sondern gleich eine ganze Armada an Substanzen zu aktivieren. Sie können auch singen dabei. Seien Sie aber nicht allzu überrascht, wenn Sie dann aus dem Wellnesstempel verwiesen werden.

Schlafen

Durch die Einhaltung einer regelmäßigen Schlafenszeit und -routine können wir unser Hormonsystem regulieren und unser Wohlbefinden steigern. Ausgiebiges Schlafen ist die bequemste und entspannendste Methode, um Reparaturmechanismen des Körpers anzukurbeln und die Stoffwechselvorgänge günstig zu beeinflussen – in seiner Wirkung also dem etwas weniger beliebten Fasten durchaus ebenbürtig.

Die Hormone tanzen lassen

Walzer, Hip-Hop und Co.

Tanzen vereint körperliche Aktivität, Entspannung, Trance, Musik und zwischenmenschliche Nähe, sodass es naheliegend ist, dass unsere innere Apotheke in vielfältiger Weise aufgefüllt wird. Im Gegensatz zur Musik, die mitunter auch ungewollt ans schutzlose Ohr dringt, ist der Akt des Tanzens immer eine freie Entscheidung. Wenn man mitwippt, ob bewusst oder unbewusst, so macht man das, weil man Lust dazu hat. Damit ist Tanzen so gut wie immer positiv konnotiert. Es sei denn, man wird aufgefordert und traut sich nicht, Nein zu sagen.

Während man gerne vom »Tanz der Hormone« im Körper spricht, werden auch beim Tanzen selbst verschiedene Hormone ausgeschüttet: Serotonin, Endorphin, Adrenalin, Dopamin und all die anderen üblichen Verdächtigen kommen zum Vorschein, der Stresshormonspiegel im Körper reduziert sich, die erhöhte Herzfrequenz und schnellere Atmung bringen unseren ganzen Organismus in Schwung. Wir bleiben beweglich und nur selten endet das Tanzen tödlich. Alles in allem also der perfekte Weg, um eine Großbestellung in unserer inneren Apotheke zu tätigen.

Darüber hinaus kann Tanzen auch zu einer Verbesserung der Körperwahrnehmung beitragen. Durch Bewegung und Körperkontakt können wir unsere Körper besser spüren und uns bewusster wahrnehmen. Dabei lösen unterschiedliche Tänze auch unterschiedliche Rezepte in unserer inneren Apotheke ein:

Salsa

Als schneller und energiegeladener Tanz bewirkt Salsa eine erhöhte Herzfrequenz und Atmung. Das wiederum kann zu einer gesteigerten Ausschüttung von Endorphinen beitragen.

Tango

Tango ist ein langsamer, sinnlicher Tanz, der durch seine fließenden Bewegungen dazu beitragen kann, den Stresshormonspiegel im Körper zu senken und die Produktion von Serotonin zu steigern. Eine Studie der Universität Oldenburg zeigte, dass bei Tango-Paaren geschlechtsunabhängig Testosteron vermehrt ausgeschüttet wird.[26]

Paso doble

Ähnliches wie für den Tango gilt für den spanischen Tanz Paso doble. Die Körperhaltung spiegelt sich nicht zuletzt in den Hormonen wider: Während in der klassischen Form dieser tänzerischen Stierkampfinterpretation der Mann mit stolzgeschwellter Brust den Torero gibt und damit während der Darbietung entsprechend Testosteron produziert, darf die Dame das rote Tuch darstellen – ein entsprechendes hormonelles Pendant für das Tuch zu finden, ist da allerdings schon schwieriger.

Hip-Hop

Je nach Intensität und Dauer kann der Körper beim Hip-Hop-Tanzen sehr gefordert werden. Das wiederum führt zu einer erhöhten Produktion von Endorphinen und Adrenalin – nicht nur am Dancefloor eine Powerkombi!

Langsamer Walzer

Walzer ist ein langsamer, eleganter Tanz, der dazu beitragen kann, den Stresshormonspiegel im Körper zu senken und die Produktion von Serotonin zu steigern. Die enge Bindung zum Tanzpartner oder zur Tanzpartnerin bringt darüber hinaus Oxytocin hervor – jedenfalls wenn man ihn oder sie leiden kann, ansonsten überwiegt das Cortisol.

Stehblues

Beim vor allem in den 1980er-Jahren beliebten »Slow«, »Schieber«, »Hosentürlreiber« (bayr.) oder »L'amour-Hatscher« (österr.) geht es um den engen körperlichen Kontakt, bei der die einfache Schrittfolge (links, rechts) auch ganz zum Erliegen kommen kann. Als sozial akzeptierte Form eines angedeuteten Geschlechtsaktes erkennt die innere Apotheke nicht allzu viel Unterschied zum echten Verkehr und lässt eine ganze Armada von Glücks- und Geschlechtshormonen vom Stapel.

Der offiziell entspannendste Song der Welt

Musik kann auf verschiedene Weise dazu beitragen, Hormone im Körper zu produzieren. Eine Studie hat gezeigt, dass das Hören von Musik mit einem positiven Text die Freisetzung von Oxytocin erhöhen kann. Gleiches gilt, wenn mehrere Menschen gemeinsam Musik hören oder musizieren. Und natürlich kommt es auf den Mix am Tape an: Man kann sich vorstellen, dass das »Wiegenlied« von Mozart andere Effekte auslöst als »Highway to Hell« von AC/DC. Und dass bei Ersterem eher ein Hormon wie Serotonin oder Prolaktin zum Vorschein kommt, während sich bei den stampfenden Rhythmen wohl mehr Testosteron und Adrenalin einstellen werden.

Auch das Stresshormon Cortisol kann durch Musik beeinflusst werden. Vor einigen Jahren wurde der »entspannendste Song der Welt« komponiert. Ein wissenschaftliches Team des Sussex Innovation Centre und des Forschungscenters Mindlab in Großbritannien spielte 20 Teilnehmerinnen den Song »Weightless« von Marconi Union vor.[27] Sollte Ihnen das Stück nicht viel sagen, ist es kein Wunder, da es weniger für die Charts, sondern extra für diesen Zweck komponiert wurde. Während des Experiments bestimmten Soundtherapeuten mithilfe von Sensoren den Stresslevel. Tatsächlich kam es beim Hören von »Weightless« zu einer Reduktion der Cortisolwerte um 65 Prozent und damit deutlich mehr als bei Werken von Mozart oder Enya. Das Hören des Songs wirkt damit auch effektiver als ein Spaziergang oder eine Tasse Tee. Es soll sogar so wirkungsvoll sein, dass explizit davor gewarnt wird, den Song beim Autofahren abzuspielen. Mit 20 Probandinnen zwar eine sehr kleine Studie und man muss auch bedenken, dass sich die Wirkung nicht für alle einstellt – immerhin kann plätschernde Musik im Wellnessbereich auch für manche entspannend sein und andere dazu bringen, den Saunakübel gegen den Lautsprecher zu werfen. Dennoch ist das Ergebnis beeindruckend und Mindlab erstellte sodann sogar eine Playlist der entspannendsten Songs. Hier ein Auszug:

- »Weightless« von Marconi Union
- »Watermark« von Enya
- »Strawberry Swing« von Coldplay
- »Someone Like You« von Adele
- »Canzonetta Sull'aria« von Mozart

Das Hören von lauter, energiegeladener Musik oder das Tanzen zu schnellen Rhythmen kann den Körper einer erhöhten physischen Belastung aussetzen und die Freisetzung von Adrenalin fördern. Stücke im Dreivierteltakt oder Wiegenlieder können umgekehrt eine beruhigende Wirkung auf den Körper haben und dadurch die Herzratenvariabilität erhöhen. Auch die Atmung kann durch Musik beeinflusst werden. Ähnlich wie das Pranayama beim Yoga führen verschiedene Atemtechniken zu einer Ausschüttung körpereigener Medikamente. So kann der Einsatz von Musikinstrumenten wie der Flöte oder dem Didgeridoo dazu führen, dass der Atemrhythmus des Körpers sich verlangsamt und die Atmung tiefer wird. Dadurch wird vermehrt Sauerstoff aufgenommen und der Körper kann besser entspannen. Nebenbei trainiert es auch die Halsmuskulatur. Und zwar derart wirksam, dass man ein medizinisches Didgeridoo gegen das Schnarchen bzw. die gesundheitlich problematischen Atemaussetzer einsetzt. Sich mit dem australischen Alphorn in Trance zu versetzen, bringt die Körperapotheke also auf Hochtouren. Oder den Nachbarn, wenn man es mit dem Spielen übertreibt.

Den Hormonen einheizen

Eisbaden, Kneippen und Sauna

Eisbaden – ein Kälteschock als Hormonturbo

Eisbaden ist ein Trend, der sich seit einigen Jahren steigender Beliebtheit erfreut. Beim Eintauchen in kaltes Wasser reagiert unser Körper sofort und schüttet verschiedene Substanzen aus. Vor allem das Hormon Adrenalin, das unseren Körper in Alarmbereitschaft versetzt und uns andeutet, ob wir mit einer solchen Aktion nicht ganz bei Trost sind. Neben dem kurzen Schockerlebnis sind es auch die temperaturbedingten verengten Gefäße in der Peripherie, die uns in einen Ausnahmezustand versetzen. Kurzfristig erhöht sich der Blutdruck und der Herzschlag wird beschleunigt, um uns auf die Kälte einzustellen. Gleichzeitig werden auch Endorphine ausgeschüttet, die uns ein Gefühl der Entspannung und des Wohlbefindens geben. Wem das Bad im Eis zu verwegen oder mühsam ist: Den »kleinen Eistod« kann man in der Früh durch richtig kaltes Wasser im Gesicht durchaus auch erleiden und zumindest so bei der Morgentoilette ein paar Hormone zum Leben erwecken. Das funktioniert zwar auch mit starkem Kaffee, aber die Haut klebt dann so, wenn er am Gesicht trocknet.

Ist die Umgebungstemperatur zu hoch, so gibt der Körper die Wärme über Schweiß und eine Erweiterung der Gefäße in der Haut ab. Bei Kälte versucht der Körper umgekehrt selbst, Wärme zu produzieren, etwa durch Muskelzittern oder eine Wärmebildung aus (braunem) Fettgewebe. Ein wichtiges Hormon, das beim Eisbaden ausgeschüttet wird, ist das Thyroxin. Es wird von der Schilddrüse produziert und hilft dabei, unseren Stoffwechsel zu regulieren. Droht eine Unterkühlung, so wird von unserem inneren Thermostat im Hypothalamus TRH (Thyreotropin-Releasing Hormone) ausgeschüttet, das über die Schaltstelle der Hirnanhangdrüse TSH (Thyreoidea-stimulierendes Hormone) produziert wird. Dieses signalisiert der Schilddrüse, uns ordentlich einzuheizen. Das schmetterlingsförmige Organ in der Mitte des Halses stellt unser »Standgas« ein und reguliert den Stoffwechsel. Bei entsprechenden Kälteerscheinungen führt es dazu, dass unser Körper mehr Energie verbrennt und die Fettverbrennung angeregt wird.

Ein Special der inneren Apotheke: Braunes Fett

Kälte hat eine wichtige Wirkung auf das braune Fettgewebe. Im Gegensatz zu den so ungeliebten Fettpölsterchen befindet es sich entlang der Wirbelsäule, unter dem Schlüsselbein, am Hals und im Nacken und spielt eine wichtige Rolle in unserem Wärmehaushalt. Dachte man früher, dass nur Babys über dieses Gewebe verfügen, da sie nicht genügend Muskelmasse besitzen, um sich durch Zittern aufzuwärmen, entdeckte man es 2009 durch Zufall auch bei Erwachsenen. Damit wurde ein Hype ausgelöst, denn im Gegensatz zu seinem weißen Pendant wirkt es Übergewicht, Atherosklerose und Diabetes entgegen. Gerade mal 50 Gramm davon besitzen wir – bei Aktivierung verbrennen diese aber bis zu 400 Kilokalorien pro Tag – so ganz nebenbei. Also worauf warten?

Kälte wird als jener Mechanismus angesehen, mit dem man dieses Gewebe im Inneren anregen kann. So soll dadurch eine Mikro-RNA abgebaut werden, die auf genetischer Ebene die Bildung von braunem Fettgewebe unterbindet. Sie ist jener Schlüssel, der die Maschine zur Bildung von braunem Fett – und damit die Heizung – abschaltet. Kälte sorgt dafür, dass dieser Schlüssel nicht gedreht wird. Zudem wird einer Substanz namens Irisin auch eine Funktion bei der Umwandlung von weißem in braunes Fettgewebe zugeschrieben. Das Hormon kommt bei großen körperlichen Anstrengungen vermehrt zum Einsatz, wird in den Muskelfasern produziert und als Bote in die Fettzellen ausgesandt (der Name leitet sich von der griechischen Götterbotin Iris ab). Dort stimulieren sie die Expression spezifischer Gene. In einer niederländischen Studie konnte gezeigt werden, dass weißes in braunes Fettgewebe umgewandelt werden kann, wenn der Mensch friert.[28] Über zehn Tage ließ man Probandinnen und Probanden jeweils sechs Stunden in einem 16 Grad kühlen Raum frieren. Der Anteil des braunen Fettes verdoppelte sich. Da diese Option nicht sonderlich verlockend klingt, wäre das kürzere, aber intensivere Eisbaden eine gute Alternative.

Eisbaden gehört selbstverständlich auch zu jenen Maßnahmen, die das Hormon Testosteron erhöhen. Bei Männern führt dies zu einer gesteigerten Libido und mehr Muskelmasse. Bei Frauen kann es dazu beitragen, dass der Östrogenspiegel im Körper reguliert und das Hormon balanciert wird. In jedem Fall mehr als das Planschen im badewannentemperierten Thermenwasser. Was auch wunderbar ist und eine gehörige Portion Stress von den Schultern der Sexualhormone nimmt.

Zusätzlich kann Eisbaden auch die Produktion von roten Blutkörperchen anregen, die für den Sauerstofftransport wichtig sind und die Aktivität der weißen Leukozyten für die Immunabwehr erhöhen.

Weiters kann regelmäßiges Eintauchen in kaltes Wasser auch positive Auswirkungen auf die Venen haben. Durch die Kälte ziehen sich die Gefäße zusammen und das Blut fließt schneller zurück zum Herzen. Das fördert die Durchblutung und trainiert die Venen. Also keine Angst vor der Kälte und ab ins Eiswasser! Bereits Pfarrer Sebastian Kneipp konnte ähnliche Effekte mit kalten Kniegüssen beobachten. Generell freuen sich unsere Venen, wenn sie etwas zu tun haben und nicht über Stunden im Flugzeug, über Tage im Liegegips oder über Jahre sitzend und stehend verbringen müssen.

Obwohl Eisbaden kein neuer Trend ist – in Skandinavien oder Russland wird es seit Jahrhunderten praktiziert und auch Goethe war vom Kälteschwimmen begeistert –, so ist es mittlerweile urban geworden. An den Flussläufen der Metropolen entledigen sich mitten im Winter die hippen Stadtbewohnerinnen und -bewohner ihrer Kleidung und man begibt sich zum Zwecke der kontemplativen Entschleunigung, der Stärkung des Immunsystems und um die eigenen Grenzen auszuloten, in die Kälte.

Aber Vorsicht: Eisbaden ist nichts für schwache Nerven. Fällt der plötzliche Kälteschock zu heftig aus, kann er zu Atemnot, Herzrasen und Kreislaufproblemen führen. Wer es ausprobieren möchte, sollte langsam starten und sich erst mal nur kurz ins kalte Wasser trauen. Für alle anderen gilt: Warum nicht mal etwas Neues ausprobieren? Spätestens danach wird es Ihnen gefallen. Nach dem Motto: Gehabte Schmerzen habe ich gern!

Kneippgüsse – nichts für Warmduscher!

Schon im 19. Jahrhundert beschrieb der Pfarrer Sebastian Kneipp in seinem Buch »So sollt ihr leben« kurz und knapp, was es für einen gesunden Körper braucht: »Lebe recht vernünftig; schätze es hoch, im Sonnenlicht dein Tagwerk vollbringen zu können; verdirb nicht selbst die gute Luft, welche du einatmen kannst, und sei nicht frevelhaft gegen deinen Körper, indem du mehr von ihm verlangst, als er zu leisten vermag, oder mit anderen Worten: Handle nicht unvernünftig gegen dich selbst!«

Damit ist zusammengefasst, was in diesem Buch empfohlen wird. Kneipp erkannte schon damals, wie man die innere Körperapotheke von außen beeinflussen kann, wenngleich die zahlreichen inneren Substanzen noch gar nicht bekannt waren.

Seine Kneipp-Kniegüsse sind nicht nur erfrischend, sondern haben auch eine positive Wirkung auf unsere Hormone. Bei dieser Anwendung wird kaltes Wasser über die Knie gegossen, wodurch der Körper eine Kälteschockreaktion auslöst. Dadurch werden Stresshormone wie Adrenalin und Cortisol ausgeschüttet, die für die Steigerung der Herzfrequenz und des Blutdrucks verantwortlich sind. Durch Güsse oder Kaltwassertreten – also Wasser von oben durch Gießen aus einem Bottich oder von unten durch Reinsteigen in den Bottich – werden kurzfristig auch Entzündungsprozesse durch die Ausschüttung des sonst so ungeliebten Cortisols gehemmt. Rheumatische Schmerzen lassen damit nach und auch die Muskelregeneration nach Verletzungen oder Muskelkater erfolgt deutlich schneller. Ebenfalls wird das Hormon Noradrenalin durch den Kneipp-Knieguss aktiviert. Es verbessert die Durchblutung und hilft dem Körper dabei, sich schneller zu regenerieren. Zudem kann Noradrenalin positive Auswirkungen auf die Stimmung haben und depressive Verstimmungen mildern. Eine weitere positive Wirkung des Kneipp-Kniegusses ist die Stärkung des Immunsystems. Durch die Kälteanwendung wird die Produktion von Immunzellen angeregt, die unserem Körper dabei helfen, Krankheitserreger abzuwehren. Zu guter Letzt wird auch der Stoffwechsel angekurbelt, was sich positiv auf das Abnehmen auswirken kann. Danach sollten die kalten Extremitäten gut abgetrocknet und warmgehalten werden.

Die Vorteile von Kneippgüssen liegen auf der Hand – für die vielfältigen positiven Effekte auf den Körper braucht man zudem weder eine Kältekammer noch einen Fluss, ja, man muss nicht einmal das Haus verlassen. Fließendes Wasser bzw. eine Dusche in der Wohnung ist jedoch hilfreich. Allerdings geht die Kneipptherapie weit über die Wasseranwendungen hinaus und beinhaltet auch Heilkräuter, Bewegung, Ernährung und eine Lebensordnung im Einklang mit sich selbst und der Umwelt. Aber selbst das geht zu Hause.

Sauna – manche Hormone mögens heiß!

Saunieren ist nicht nur eine entspannende Freizeitaktivität, sondern hat auch Auswirkungen auf den Körper und die Hormone. Durch die Hitze wird die Durchblutung gesteigert, was zu einem verbesserten Stoffwechsel und einer vermehrten Produktion von Endorphinen führt.

Die erhöhte Körpertemperatur beim Saunieren regt auch die Produktion von Hitzeschockproteinen (HSPs) an, welche eine wichtige Rolle bei der Beseitigung beschädigter Strukturen haben. Diese auch Hero-Proteine genannten Eiweiße beschützen andere Eiweiße im Körper.

Mitunter steigt auch die Kerntemperatur unseres Körpers an, wie beim Fieber. Und das bekämpft bekanntlich Krankheitserreger und bringt die immunologischen Zellen auf Hochtouren. Es wäre absurd, in der Sauna Fieber zu messen und bei erhöhter Temperatur über 37 Grad ein Aspirin zu nehmen. Bei echtem Fieber, das eine ähnlich gute Wirkung hat, tun wir das jedoch regelmäßig und denken uns rein gar nichts dabei.

Darüber hinaus kann das Saunieren auch den Hormonhaushalt beeinflussen. Die Ausschüttung von Stresshormonen wie Cortisol wird verringert, während die Produktion von Wachstumshormonen und Geschlechtshormonen, Testosteron und Östrogen, gesteigert wird. Auch der Einfluss auf das vegetative Nervensystem ist nicht zu vernachlässigen. Die Erhöhung der Körpertemperatur führt zu einer Aktivierung des Parasympathikus und einer gleichzeitigen Beruhigung des Sympathikus – also Entspannung auf ganzer Linie.

Boostern lässt sich der Effekt eines Saunaganges noch mit einer wohltuenden Mischung aus natürlichen Aromaölen. Einmal Saunieren bedeutet also ein umfassendes Refill unserer inneren Apotheke.

Die innere Apotheke durchlüften und aufladen: Neue Kraft durch Entspannung

Auf den Punkt kommen

Akupressur

»Mit einfachen Handgriffen den Schmerz wegdrücken« – so wird Akupressur gerne beworben. Wie die Akupunktur entstammt die Technik der traditionellen chinesischen Medizin. Statt Nadeln werden die Punkte jedoch nur mit den Fingern stimuliert. Damit wird der Begriff »einfach« wieder relativiert. Denn wer einen Blick in einen Meridian-Atlas wirft, erkennt die Komplexität und sieht sich einer Vielzahl energetisch wichtiger Punkte gegenüber. Dennoch gibt es einige bekannte Druckpunkte, die man bei Bedarf aktivieren kann. Gegen Kopfschmerzen, Übelkeit oder Magenschmerzen, aber auch um gezielt die eine oder andere Substanz aus unserer inneren Apotheke – per Knopfdruck – zu bestellen.

Obwohl es je nach Unterteilung zwischen 200 und 4000 Nadelpunkte gibt, seien hier zum Ausprobieren zwei Punkte erwähnt. Wobei bitte vom Laien fürs Erste weder eine Akupunkturnadel noch eine sauber im Geschirrspüler gereinigte Stricknadel verwendet, sondern lediglich mit dem Zeigefinger ein bis zwei Minuten kräftig massiert werden sollte.

Dickdarm 4 – Meisterpunkt der Schmerzen

Der Meisterpunkt befindet sich nicht dort, wo man ihn aufgrund seines Namens (Dickdarm) vermuten würde, sondern auf der Mitte des Muskels zwischen Daumen und Zeigefinger (und zwar an der höchsten Stelle des kleinen Muskels, wenn man Daumen und Zeigefinger zusammenlegt). Diese Stelle wird »Talverbindung« genannt, im Chinesischen »He Gu«, und gilt als der stärkste schmerzlindernde Punkt am Körper.

Perikard 6 – gegen Magenschmerzen und Sodbrennen

Das Drücken dieses Punktes wirkt gegen das Sodbrennen oder die Übelkeit nach übermäßigem Alkoholkonsum, Seekrankheit bei Schiffsreisen oder auch besonders gut bei übermäßigem Alkoholkonsum auf Schiffsreisen. Er wirkt also beruhigend auf Magen und Gemüt. Perikard 6 (der »innere Pass«, Nei Guan) liegt auf der Innenseite des Unterarms, zwei Daumenbreiten über der Beugefalte des Handgelenks genau in der Mitte zwischen Elle und Speiche bzw. zwischen den beiden tastbaren Beugesehnen.

Herz 7 – gegen Lampenfieber und Prüfungsangst

Wer sich vor wichtigen Terminen beruhigen möchte, tut gut daran, den Punkt Herz 7 zu kennen und zu drücken. Er befindet sich an der Beugefalte des Handgelenks, seitlich der tastbaren Sehne des Handbeugemuskels, auf Seite des kleinen Fingers. Das Drücken des Punktes kann auch hilfreich sein, um unser Schlafhormon Melatonin zu triggern.

Der Klassiker unter den Kopfschmerzpunkten

Der wichtigste Punkt, um gegen Kopfschmerzen anzudrücken, ist der GB 20 (Gallenblasenmeridian) Fengchi – »Teich des Windes«. Zu finden ist dieser in einer Vertiefung unter dem Hinterkopf, 2 cm seitlich der Mittellinie.

Drücken für die Hormone

Ein Hormon, das viele von uns gerne steigern möchten, ist das Glückshormon Serotonin. Dieses Hormon sorgt schließlich für ein Gefühl von Zufriedenheit und Wohlbefinden. Ein wichtiger Punkt dafür befindet sich in der Mitte der Handfläche. Einfach den Punkt für einige Minuten massieren und schon kann man sich glücklicher fühlen! Oder Sie genießen einfach den angenehmen Druck, denn wer bewusst auf das Glück wartet, wartet meist vergebens – »A watched pot never boils«.

Auch das Hormon Oxytocin, das unter anderem für eine engere Bindung zwischen Menschen sorgt, kann durch Akupressur gesteigert werden. Ein wichtiger Punkt hierfür ist der Bereich zwischen Daumen und Zeigefinger.

Wer seine Libido ankurbeln möchte, kann durch Akupressur im unteren Bauchbereich sowie an den Innenseiten der Oberschenkel nachhelfen. Durch sanftes Drücken und Kreisen dieser Punkte wird die Durchblutung gesteigert und die Produktion von Testosteron und anderen Sexualhormonen angeregt.

In der Ruhe liegt die Kraft

Meditation, Atmung und Entspannung

Selbst unbewusste Körperprozesse lassen sich steuern. Herzschlag, Muskeltonus oder Blutdruck entziehen sich im Normalfall zwar unserer Kontrolle, da sie zu den autonomen Prozessen gehören. Dennoch können wir hier eingreifen. Das Grundprinzip für jegliche Veränderungen ist, den Istzustand zu kennen und die im Hintergrund ablaufenden Funktionen wahrnehmbar zu machen. Dies geht einerseits recht schnell, mittels technischer Hilfsmittel, mit etwas Übung aber auch ohne.

Schon in früheren Zeiten gab man sich nicht damit zufrieden, Dinge im Körper nicht kontrollieren zu können. Immerhin schaffen wir es, die Blasenfunktion zu steuern und den Schließmuskel des Darms nicht nach Lust und Laune walten zu lassen. Ob indisches Yoga oder japanische Zen-Meditation: Sie alle basieren darauf, die körperlichen und seelischen Dinge achtsam wahrzunehmen.

So lässt sich auch der Puls verlangsamen. Wie stark, hängt von der Übung ab. Angeblich sind manche Super-Yogi in der Lage, den Herzschlag sogar gänzlich zu stoppen. Wahr oder unwahr sei dahingestellt, man kann jedoch davon ausgehen, dass es zumindest nicht allzu gesund ist.

Meditieren – mehr als Rumsitzen und nichts tun!

Die Freisetzung von Hormonen während des Meditierens wird durch den Einfluss des parasympathischen Nervensystems auf das endokrine System ermöglicht. Die Aktivierung des parasympathischen Nervensystems (auch bekannt als »Ruhen-und-Verdauen-Modus») führt zur Freisetzung von Hormonen wie Oxytocin und Endorphinen, die Entspannung, Wohlbefinden und Schmerzlinderung fördern. Darüber hinaus kann die Meditation auch die Aktivität des Hypothalamus und des Nervensystems, das das autonome Nervensystem steuert, beeinflussen und so die Freisetzung von Hormonen wie Cortisol und Adrenalin reduzieren, die im Körper Stressreaktionen auslösen.

Es gibt verschiedene Meditationstechniken, die mit der Freisetzung von Hormonen im Körper in Verbindung gebracht werden.

- Oxytocin: Metta-Meditation (auch bekannt als „Loving-Kindness-Meditation»)
- Melatonin und Serotonin: Vipassana-Meditation
- Melatonin und DHEA: Zen-Meditation
- Melatonin und Endorphine: Mantra-Meditation, Transzendentale Meditation (die Sache mit dem »Om«)

Atmen – mit der inneren Apotheke verbinden

Über unsere Atmung erlangen wir guten Zugang zur inneren Apotheke, da sie zwischen bewusster Außenwelt und unbewussten Prozessen vermittelt. Zwar können wir den Sauerstoffgehalt in unserem Blut nicht beeinflussen, so wie wir bewusst die Augenlider schließen können. Aber wir können bewusst atmen – und auf diesem Weg die O_2-Konzentration anheben. Das ergibt Sinn. Denn sind wir gestresst, unkonzentriert, müde oder ängstlich, so atmen wir sehr flach und bringen weniger Sauerstoff ins Blut. Das wiederum sogt für eine – wenngleich nicht lebensbedrohliche – aber auf Dauer schädliche Übersäuerung.

Tatsächlich lassen sich mit der richtigen Atemtechnik Puls, Hormondrüsen, Nerven und Gedanken steuern. Dabei nehmen alle Atemübungen in der Regel nur wenige Minuten in Anspruch. Sie regelmäßig in den Alltag zu integrieren, kann aber eine Herausforderung für das individuelle Zeitmanagement darstellen. Lohnend ist es allemal, täglich einen Moment dem bewussten Atmen zu widmen.

Über eine entsprechende Atemtechnik, dem Ujjayi Pranayama bzw. dem »siegreichen Atem«, lässt sich der Körper in einen Zustand der Entspannung versetzen, der auch zu einer deutlichen Verlangsamung des Herzschlags führen kann. Siegreich bedeutet in diesem Zusammenhang, Kontrolle über den Atem zu gewinnen. Wer im Yogastudio denkt, eine Spülung sei undicht, hört das Rauschen der Meditationsgruppe. Man atmet, als ob man einen Spiegel anhauchen würde, allerdings mit geschlossenem Mund, sodass in der Kehle ein feines, rauschendes Geräusch entsteht. Das dauert jedoch, bis man's gut beherrscht.

Die Kapalabhati-Atmung kann helfen, den Serotoninspiegel im Körper zu erhöhen. Sie wird durch schnelle, kurze Atemzüge ausgeführt, wobei der Fokus auf der Ausatmung liegt. Diese Feueratmung aus dem Kundalini-Yoga soll zudem den Testosteronspiegel im Körper erhöhen.

Die 4-7-8-Atmung kann dazu beitragen, den Cortisolspiegel im Körper zu senken. Sie wird ausgeführt, indem man durch die Nase einatmet, den Atem für sieben Sekunden anhält und dann für acht Sekunden ausatmet. Gut geeignet bei Panikattacken.

Die Bhramari-Atmung erhöht den Oxytocinspiegel im Körper. Sie wird durchgeführt, indem man die Augen schließt, die Ohren mit den Fingern bedeckt und dann summt, während man ein- und ausatmet.

Die Nadi-Shodhana-Atmung kann den Dopaminspiegel anheben. Sie wird ausgeführt, indem man abwechselnd durch jedes Nasenloch einatmet und ausatmet, wobei der Daumen verwendet wird, um das jeweils andere Nasenloch zu schließen.

Entspannen – Techniken für Anfänger, Fortgeschrittene und Freaks

Entspannen will gelernt sein! Wer die richtige Technik für sich gefunden hat und beherrscht, profitiert schließlich in mehrfacher Hinsicht davon: Man kommt innerlich zur Ruhe und ist besser für die Herausforderungen des Alltags gewappnet. Eine regelmäßige Anwendung verhilft außerdem zu besserem Schlaf und nicht zuletzt dabei, unsere Energie- und Hormonspeicher wieder aufzufüllen.

Die Progressive Muskelentspannung nach Jacobson eignet sich für Anfängerinnen und Anfänger. Die von Edmund Jacobson Anfang des 20. Jahrhunderts entwickelte Methode zur Muskelentspannung ist eine einfache und effektive Methode, um Stress abzubauen und den Körper zu entspannen. Dabei werden nacheinander bestimmte Muskelgruppen angespannt und dann entspannt, um eine tiefere Entspannung des ganzen Körpers zu erreichen. Diese Entspannungsmethode kann helfen, körperliche Symptome von Stress wie Verspannungen, Kopfschmerzen und Magenprobleme zu lindern. Die Technik ist einfach zu erlernen und kann überall und jederzeit angewendet werden, ohne besondere Ausrüstung oder Vorbereitung.

Also: Schultern hochziehen, ein paar Sekunden halten, dann fallen lassen und spüren, wie die Anspannung nachlässt. So geht man den ganzen Körper, Muskelgruppe für Muskelgruppe durch. Die Technik wird bei der systematischen Desensibilisierung therapeutisch angewendet, um gegen Phobien vorzugehen – also Schritt Nummer 2: Bei Angst vor Schlangen alle Übungen wie beschrieben durchführen, nur mit einer Boa constrictor um den Hals. Überwiegen anfangs noch die Stresshormone bei Mensch und Schlange, so wird mit zunehmender Dauer vielleicht sogar das Kuschelhormon Oxytocin aus der inneren Apotheke geliefert.

Etwas jüngeren Datums sind Entspannungsmethoden wie das von dem deutschen Neurologen Johannes Heinrich Schultz in den 1920er-Jahren entwickelte Autogene Training, eine Entspannungsmethode für Fortgeschrittene. Er entdeckte, dass Menschen in Hypnose (eine zu dieser Zeit recht angesagte Methode) nicht nur besondere Körperempfindungen wie Wärme oder Kälte hatten, er bemerkte auch eine vermehrte Ruhe des Pulses und der Atmung. Während bei der Hypnose die Therapeutin oder der Therapeut die Anweisungen gibt, ist man beim Autogenen Training sein eigener Therapeut bzw. seine eigene Therapeutin. Man spricht hier von Autosuggestion. Vorteil der Methode: Kann man sie mal, so kann einen der Therapeut auch mal. Denn das geht ganz allein.

Das Biofeedback eignet sich optimal für Technikfreaks. Seit den 1960er-Jahren ist man felsenfest davon überzeugt, den Körper irgendwann einmal in den Griff zu bekommen, ihn gänzlich zu beeinflussen, zu kontrollieren, zu tunen. Da man damals von der fortschreitenden Technik fast stärker fasziniert war als von bewusstseinserweiternden Drogen, versuchte man, die zur Verfügung stehenden Körperfunktionen zu messen und sichtbar zu machen. So wurden zu dieser Zeit auch die Grundlagen für ein beeindruckendes Verfahren geschaffen: Biofeedback stellt die Möglichkeit dar, nicht wahrnehmbare physiologische Prozesse sichtbar und damit beeinflussbar zu machen.

Der Wortbestandteil »bio« bezieht sich auf den Körper, nicht das Verfahren. Wundern Sie sich also nicht, wenn Sie dabei gänzlich unökologisch an einen Computer angeschlossen werden. Mit technischer Hilfe werden Puls und Atemrhythmus, aber auch Spannung der Muskulatur und die Hauttemperatur gemessen, auf einem Bildschirm dargestellt und für uns sichtbar gemacht. Als an der Apparatur hängender Proband hat man somit erstmals die Möglichkeit, mit seinem autonomen Nervensystem in Kontakt, in Kommunikation zu treten. Dazu bekommt man etwa seine Herzfrequenz am Monitor als Linie zu sehen und die anfangs unmöglich erscheinende Aufgabe gestellt, allein durch Steigerung oder Verlangsamung des Pulses die Linie nach oben oder unten zu bewegen. Schneller als man denkt, gelingt das den meisten. Sie erfüllen die Aufgabe in kurzer Zeit, auch wenn sie anfangs keine Ahnung haben, wie. Mit etwas Übung sind Dinge möglich, die ein Zen-Mönch erst nach gefühlt Jahrtausende dauerndem, harten Training im abgelegenen Kloster erreicht.

★ Spiritualität, Religiosität und die Hormone

Es gibt einige Studien, die darauf hinweisen, dass spirituelle und religiöse Praktiken eine positive Wirkung auf das Hormonsystem haben können. So kann Beten oder Meditieren zu einer Reduzierung des Stresshormons Cortisol führen. Auch die Ausschüttung von Oxytocin, jener Substanz, die mit sozialen Bindungen und Vertrauen in Verbindung gebracht wird, kann durch spirituelle Praktiken erhöht werden. Allerdings steht hier vor allem auch das Gefühl der Gemeinschaft im Vordergrund, gleich, ob man nun in der Kirche oder im Swingerklub abhängt. Hormone können mit moralischen Wertvorstellungen eben nicht allzu viel anfangen.

Eine US-amerikanische Forschergruppe rund um Andrew Newberg beleuchtete den Einfluss der kontemplativen Hingabe aus neurowissenschaftlicher Sicht.[29] So wurde etwa die Hirnaktivität christlicher Nonnen während des Betens mittels Single-Photonen-Emissionscomputertomografie (SPECT) gemessen. Die Ergebnisse zeigten, dass es zu einer verringerten Aktivität in der Amygdala führte, was auf eine Reduktion von Angst und Stress hindeutet.

Spiritualität und Religiosität haben viele Aspekte, die sich positiv auf unseren Körper und die innere Apotheke auswirken: Singen, Meditieren oder Fasten gehören zu religiösen Praktiken, die eine ganze Reihe von Hormonen im Inneren zur Wirkung bringen.

Ob es einen großen Unterschied macht, ob man nun als buddhistischer Mönch meditiert, sich beim jüdischen Gebet rhythmisch wiegt, als Nonne einen Rosenkranz durch die Hände gleiten lässt, als Mitglied einer muslimischen Glaubensgemeinschaft Ramadan begeht oder als Christ am Karfreitag eine halbe Stunde eine Nahrungspause einlegt, sei dahingestellt. Fest steht: Unser Körper reagiert auch auf nicht stoffliche Einflüsse mit biochemischen Veränderungen, die heilsam sind.

Düfte, die direkt wirken

Aromatherapie

Wie keine andere Sinneswahrnehmung dringt der Geruch sofort in die intimsten Stellen des Gehirns vor. Das liegt nicht zuletzt daran, dass die Riechnerven schon zum Gehirn gehören und den Umgebungsduft oder -gestank sofort an unsere Gefühlswelt weiterleiten.

Es ist daher eine »Quick Lane« in unsere innere Apotheke. Tatsächlich kann uns kaum etwas so schnell in eine bestimmte Stimmung versetzen wie ein Geruch, der in uns Erinnerungen wachruft. Ein kleines Duftmolekül, das sich in unsere Nase verirrt, kann in Sekundenschnelle eine ganze Reihe von Arzneien aus der inneren Apotheke hervorbringen.

Diesen Mechanismus macht man sich an den verschiedensten Orten zunutze: Im Supermarkt setzt man ätherische Öle zur Steigerung des Umsatzes ein, in der Aromatherapie zur Steigerung des Wohlbefindens und zur Anregung der Selbstheilungskräfte. Sie gilt als komplementäre Therapiemethode, die etwa in der Krankenpflege oder Geburtshilfe eingesetzt wird. Auch wenn manche naturwissenschaftliche Puristinnen und Puristen ob der vagen Studienlage die Nase rümpfen, werden selbst sie bemerken, dass das, was durch die gerümpften Nasen ins Innere strömt, eine Wirkung hat.

Generell wird angenommen, dass ätherische Öle bei der Anwendung über die Haut oder über die Inhalation in den Körper aufgenommen werden und dann über das limbische System im Gehirn auf die Emotionen und das Verhalten wirken. Dabei können die ätherischen Öle auch eine direkte Wirkung auf bestimmte Körpersysteme haben, wie z. B. das Immunsystem, das Atmungssystem oder das Verdauungssystem.

So kann die Aromatherapie zu Entspannung und Stressabbau, einer Verbesserung des Schlafs und der Schlafqualität oder Linderung von Symptomen bei Erkrankungen, wie z. B. Asthma oder Arthritis, führen. Einige Düfte, die bestimmte Präparate aus dem körpereigenen Arzneischrank aktivieren, sind:

- **Serotonin und Melatonin:** Lavendel und Kamille
- **Dopamin:** Zimt und Nelken
- **Endorphine:** Eukalyptus und Pfefferminze
- **Adrenalin:** Zitrone und Grapefruit
- **Noradrenalin:** Rosmarin und Zitronengras
- **Melatonin:** Lavendel und Kamille
- **Östrogen:** Ylang-Ylang, Salbei, Rosmarin, Fenchel und Anis
- **Testosteron:** Sandelholz
- **Progesteron:** Thymian, Mönchspfeffer
- **GABA:** Ylang-Ylang und Bergamotte
- **Thyroxin:** Zitronengras und Minze

Die ätherischen Öle lassen sich klassischerweise über Duftlampen, Diffusoren oder Aromastäbchen anwenden. Man kann sie auch direkt auf die Haut auftragen, jedoch mit Mandel-, Jojoba- oder Kokosöl verdünnt, um Reizungen zu vermeiden. Je natürlicher das Öl, desto besser die Wirkung, auch wenn der deutlich billigere Toilettenspray aus der Drogerie noch so intensiv nach Kiefernadel riecht, in die Keramikschale über dem Teelicht gehört naturreines ätherisches Öl.

Kombinieren Sie das Wissen der Aromaexpertinnen

und -experten mit Ihren eigenen Empfindungen und experimentieren Sie. Schließlich lassen sich Waschmittel, Raumdüfte, Shampoos oder Lebenspartner mit ätherischen Ölen individualisieren.

Bastlerinnen und Bastler können – für einen guten Schlaf – ein Baumwollsäckchen mit getrockneten Lavendelblüten nähen und neben den Kopfpolster legen oder einen Block aus Zirbenholz schnitzen und neben das Bett stellen. Auch frische Kräuter aus dem Garten enthalten ätherische Öle, deren Duft direkt auf unsere innere Apotheke wirkt, wenngleich in nicht so konstant hoher Konzentration wie die bereits gefertigten Aromaprodukte. Wobei ein Bündel frischer Bärlauch über dem Bett für ausreichend konstante Irritation sorgen wird.

Düfte machen Räume einzigartig und rufen in uns ganz spezielle Gefühle hervor. Die Kirche tut gut daran, beim unverwechselbaren Weihrauch zu bleiben und nicht jeden Sonntag auf Zitronenmelisse und Eukalyptus zu wechseln.

Den Körper beleben

Tipps zur Energiesteigerung

Die innere Apotheke besteht nicht nur aus biochemischen Substanzen. Weiter gefasst ist auch das Nervensystem Teil davon, unser Mikrobiom – und unsere Energie, wie auch immer man sie bezeichnen mag.

In der Energiemedizin geht man davon aus, dass Funktionsstörungen des Körpers durch eine Verschiebung, einen Überfluss oder auch einen Mangel im körpereigenen Energiesystem hervorgerufen werden. Die Namen zu diesen Energien sind ebenso vielfältig wie die Weltanschauungen dahinter: Das chinesische »Chi« (»Qi«), das indische »Prana«, die homöopathische »Dynamis« oder das »Orgon« Wilhelm Reichs – sie alle meinen ein und dasselbe: die »Lebenskraft« des Menschen. Die naturwissenschaftlich orientierte Medizin kann mit solchen Begriffen naturgemäß nicht viel anfangen, da man sie nicht messen kann. Daher gibt es für den Energiemangel Begriffe wie »Abgeschlagenheit«, »Tagesmüdigkeit« oder länger dauernd, etwa nach einem Virusinfekt, »Chronic Fatigue«.

Tatsächlich lassen sich, im Gegensatz zu den Nerven, etwa die Energiebahnen des Meridiansystems nicht anatomisch präparieren. Wer einmal die Ausstellung »Körperwelten« besucht hat, wird wissen, dass man diese Bahnen nicht sieht. Die Kenntnisse über die Meridiane fußen auf eine jahrtausendealte Überlieferung und Erfahrungen, die doch tatsächlich eine Verbindung zwischen der zweiten Zehe und dem Magen herstellen. Rund 4700 Jahre alt ist dieser Teil der traditionellen chinesischen Medizin (TCM).

Dabei geht man von der Vorstellung aus, dass die zwölf Meridiane, in denen die Lebensenergie – das Chi – fließt, durch bestimmte Umstände blockiert sein können, sodass es zu einem energetischen Stau kommt. Von außen lässt sich dieser durch bestimmte Techniken auflösen: etwa durch das Hineinstechen von Nadeln (Akupunktur), Darüberstreichen mit einem Metallstab (Stimulationstechnik nach Penzel) bzw. dem Finger (Akupunktmassage) oder auch spezielle Drucktechniken (Shiatsu). Bei allen Techniken handelt es sich um Methoden, die einen direkten Zugriff auf unsere innere Apotheke ermöglichen. Im

Alltag können Sie an diesen Schrauben drehen, um das eine oder andere energetisierende Tonikum aus der Hausapotheke zu bestellen.

Bewusste Ernährung

Eine gesunde, leichte Mahlzeit, die den Insulinspiegel nicht in ungeahnte Höhen und den Körper damit danach in ein tiefes energetisches Loch fallen lässt, ist schon mal ein guter Anfang. Vollkornprodukte, Protein und Obst oder Gemüse sind geeigneter als rasch verfügbare Kohlenhydrate oder glutamathaltige Speisen vom TCM (in dem Fall traditionell chinesisches Mittagsmenü).

Ausreichend trinken

Wasser ist der Treibstoff unseres Körpers. Ausreichend Wasser zu trinken, das heißt: mindestens 1,5 Liter pro Tag, hilft, um den Körper hydratisiert zu halten und Müdigkeit zu vermeiden.

Eine schnelle Atemübung für zwischendurch

Eine einfache energetisierende Technik stellt die »Bauchatmung« dar, die in verschiedenen Kulturen Verwendung findet.

Setzen Sie sich dazu in bequemer Position mit aufrechter Wirbelsäule entweder auf einen Stuhl oder auf den Boden.

Legen Sie eine Hand auf Ihren Bauch und eine Hand auf Ihre Brust.

Atmen Sie langsam durch die Nase ein und lassen Sie den Bauch nach außen expandieren.

Spüren Sie, wie sich die Hand am Bauch hebt.

Atmen Sie langsam durch den Mund aus und ziehen Sie den Bauchnabel in Richtung Wirbelsäule, um die Luft vollständig auszuatmen.

Spüren Sie, wie sich die Hand am Bauch senkt.

Wiederholen Sie diesen Atemzyklus mehrmals, spüren Sie in sich rein und vertiefen Sie den Atem stets ein wenig.

In Bewegung bleiben

Bewegung ist eine der besten Möglichkeiten, um Energie zu tanken. Egal, ob Sie einen Spaziergang machen oder eine schnelle Yogasession absolvieren: Ihr Körper wird es Ihnen danken. Selbst wenn Sie dazu gerade keine Zeit haben – machen Sie es den Katzen nach: Selbst das kurze Strecken ist schon Aktivität. Und diese vielbeschäftigten Tiere finden auch ein paar Sekunden Zeit dafür.

Belebender Tee

Der richtig gewählte Tee kann eine erfrischende Wirkung haben. Grüner Tee, Pfefferminztee oder Ingwertee sind allesamt ausgezeichnete Optionen, um den Körper und Geist zu beleben.

Kaltes Wasser oder Eis essen

Ein kaltes Getränk oder Eis kann den Körper schnell beleben und erfrischen und sorgt für einen sofortigen Energie-Kick.

Powernapping

Ein kurzes Nickerchen von 15–20 Minuten kann Wunder bewirken und den Körper wieder in Schwung bringen.

Kalt duschen

Es muss nicht immer gleich Eisbaden sein, es genügt auch, das Gesicht kurz mit kaltem Wasser abzuspülen. Wer es klassisch korrekt machen möchte: Pfarrer Kneipp hat seine Kniegüsse nicht umsonst entwickelt.

Aromatherapie

Bestimmte Düfte wie Zitrone, Pfefferminze oder Rosmarin können den Körper stimulieren und die Energie steigern. Zwar lassen sich entsprechende ätherische Öle verdampfen, wer jedoch die Möglichkeit nutzt, einen Waldspaziergang zu machen, hat die Effekte von Lärche, Kiefer oder Fichte gratis »ab Hof«.

Hüpfen

Hüpfen kann eine großartige Möglichkeit sein, um den Körper zu beleben und die Energie zu steigern. Kurzfristig kommt es zu einer Ausschüttung von Adrenalin, mittelfristig Endorphinen und Testosteron – allesamt Energiebringer. Darüber hinaus regen Signale von den Füßen ans Gehirn die Bildung von Wachstumshormonen an. Auch die Mitochondrien, also die Kraftwerke unserer Zellen, laufen zur Höchstform auf.

Fasten

Eine zeitliche Restriktion von Kalorien führt zur Aktivierung der Autophagie in den Zellen unseres Körpers. Bei längerer Nahrungskarenz wird im Inneren aufgeräumt, geschädigte Bestandteile werden recycelt und verwertet. Absurderweise stellt uns also das Fasten Energie zur Verfügung. Und wer aufräumt, fällt bekanntlich auch nicht über die herumliegenden Gegenstände und bleibt somit auch im Alter dauerhaft gesund. So könnte man die überaus komplexen Mechanismen erklären, für die der japanische Zellbiologe Yoshinori Ōsumi 2016 den Nobelpreis bekommen hat.

Thymusdrüsen-Klopfmassage

Die Thymusdrüsen-Klopfmassage ist eine Technik, die zur Stimulierung des Thymus eingesetzt wird, um die Produktion von Thymidin zu erhöhen. Dazu klopft man für etwa 30 Sekunden langsam auf das obere Drittel des Brustbeins. Dabei kann es zu Gähnen, Seufzen oder einem angenehmen Kribbeln in den Beinen kommen.

Es soll energetisieren, Stress abbauen und auch eine positive Wirkung auf das Immunsystem haben, da die Anzahl und Aktivität von T-Zellen und anderen Immunzellen erhöht werden. Es gibt jedoch auch Kritikerinnen und Kritiker, die die Wirksamkeit der Thymusdrüsen-Klopfmassage anzweifeln und darauf hinweisen, dass die Drüse nach dem Kinder- und Jugendalter eigentlich gar nicht mehr aktiv ist. Drauf geklopft, sag ich da!

Machs ein bisschen anders

Wenn man sich ausgepowert fühlt, dann ist das meist ein Zeichen dafür, dass bestimmte innere Substanzen zu viel, zu wenig oder zu einem ungünstigen Zeitpunkt den Körper durchfluten. Gehen wir davon aus, dass dahinter keine besorgniserregende Störung steht, die man medizinisch abklären sollte, so hat man es in der Regel selbst in der Hand, diesen Zustand zu ändern.

Ein Patentrezept gibt es nicht, weshalb manch Energielosen die Verzweiflung ins Gesicht geschrieben ist. Wir leben ohnehin so gesund, trinken Kamillentee, essen Haferkleie, gehen spazieren und regelmäßig beichten – und trotzdem scheint das die Mechanismen in uns in einen Dämmerzustand zu versetzen. Dennoch reagieren die meisten damit, die gewohnten Strategien zu intensivieren, also noch mehr Kamille, Hafer, spazieren und beichten. Aber »more of the same« funktioniert in der Regel nicht. Wer bei Burn-out mit schnellerem Treten versucht, dem Hamsterrad zu entkommen, bewirkt vielmehr das Gegenteil.

Der Punkt ist: Ganz egal, was man tut – nur wenn man ins Handeln kommt, handelt auch unsere innere Apotheke. Und wenn sich der Istzustand als belastend darstellt, lässt sich mit einer nur geringen Änderung dieses Zustands ein anderer Mix an Substanzen in unserem Körper hervorrufen. Von diesem neuen Zustand aus geht es dann wieder weiter. Schritt für Schritt. Auf diesen Seiten findet sich das passende Handwerkszeug dafür!

Schlusswort

Nicht immer lassen sich die Wirkungen der einzelnen Arzneien in unserem Inneren wahrnehmen. Auch eine Messung der Substanzen im Labor Ihres Vertrauens ist wenig zielführend. Das müssen Sie bitte berücksichtigen, bevor Sie sich lauthals beschweren, dass das alles nicht funktioniert. Oft sind es diskrete Veränderungen, die nicht mit Pauken und Trompeten daherkommen.

Einfach ausprobieren! Vorschläge gibt es in diesem Buch ausreichend, da wird bestimmt auch etwas für Sie dabei sein. Man kann den zahlreichen Herangehensweisen und den zugrunde liegenden Studien Vertrauen schenken oder sie als absurd abtun. Unser Erleben kann uns jedoch niemand absprechen – nicht einmal eine Gegenstudie aus Harvard. Im Vordergrund steht immer Ihr Befinden, nicht der Befund.

Zudem sind wir glücklicherweise so individuelle Wesen, dass die angeführten Methoden nicht immer dieselben Reaktionen bei jedem Menschen auslösen werden. Nicht jede wird müder, wenn es dunkel ist, nicht jeder fühlt sich wohler, wenn gekuschelt wird. Dennoch lösen Handlungen stets auch biochemische, neurale, emotionale und – wenn man so will – energetische Reaktionen in uns aus. Und die gilt es, achtsam wahrzunehmen.

Das ist oft eine Gratwanderung zwischen einem empathischen In-sich-Hineinhören und der fast schon hypochondrischen Neigung, jeder kleinen körperlichen Disbalance die volle Aufmerksamkeit zu schenken und bei einem Kribbeln in der kleinen Zehe die Notaufnahme aufzusuchen.

Bleiben wir also entspannt! So wie es unsere innere Apotheke liebt.

Endnoten

1 G Baxter et al., Salicylic acid sans aspirin in animals and man: persistence in fasting and biosynthesis from benzoic acid, Journal of Agricultural and Food Chemistry, 2008, Bd. 56, S. 11648
2 KA Matthews et al., Chronic stress influences cardiovascular and neuroendocrine responses during acute stress and recovery, especially in men, Health Psychol. 2001; 20(6): 403-10.
3 DR Carney et al., Review and summary of research on the embodied effects of expansive (vs. contractive) nonverbal displays, Psychological Science, 2015, 26(5), 657–663. / T Loncar, A decade of power posing: where do we stand? 08 June 2021. https://psycnet.apa.org/record/2015-21254-012 (13.7.2023)
4 D Krishnakumar et al., Meditation and Yoga can Modulate Brain Mechanisms that affect Behavior and Anxiety – A Modern Scientific Perspective, Anc Sci. 2015 Apr; 2(1): 13–19.
5 C Conrad, H Niess, KW Jauch, CJ Bruns, WH Hartl, L Welker: Overture for growth hormone: Requiem for Interleukin-6, Crit Care Med 2007, Oct 23 35: 2709-2713.
6 P Šrámek et al., Human physiological responses to immersion into water of different temperatures, European Journal of Applied Physiology, Feb 2000, vol. 81, 436–442.
7 E Itskovich et al., Oxytocin and the Social Facilitation of Placebo Effects, Mol Psychiatry, Jun 2022; 27(6): 2640–2649.
8 Marmolejo-Ramos et al., Your Face and Moves Seem Happier When I Smile, Experimental Psychology, 2020, 67(1), 14–22.

9 L Rankin, The Healing Power of Telling Your Story, Psychology Today, Nov 2012. https://theconversation.com/the-runners-high-may-result-from-molecules-called-cannabinoids-the-bodys-own-version-of-thc-and-cbd-170796 (13.7.2023)

10 W Tarumi et al., The effects of essential oil on salivary oxytocin concentration in postmenopausal women, J Altern Complement Med 2020; 26: 226-230.

11 G Virk et al., Short exposure to light treatment improves depression scores in patients with seasonal affective disorder: A brief report, Int J Disabil Hum Dev. Jul 2009; 8(3): 283–286.

12 H Marousak, The »runner's high« may result from molecules called cannabinoids – the body's own version of THC and CBD, Wayne State University, 2021. https://www.psychologytoday.com/intl/blog/owning-pink/201211/the-healing-power-telling-your-story (13.7.2023)

13 Y Akalu et al., Physiological Effect of Ghrelin on Body Systems, Int J Endocrinol, 2020.

14 H Ellingsgaard et al., Interleukin-6 enhances insulin secretion by increasing glucagon-like peptide-1 secretion from L cells and alpha cells, Nature Medicine, 2011.

15 K Grammer et al., Disco clothing, female sexual motivation, and relationship status: is she dressed to impress?, J Sex. Res. 2004.

16 CT Richards et al., HIIT'ing or MISS'ing the Optimal Management of Polycystic Ovary Syndrome: A Systematic Review and Meta-Analysis of High- Versus Moderate-Intensity Exercise Prescription, Front Physiol. 2021; 12: 715881. doi:10.3389/fphys.2021.715881

17 K Hirschenhauser, Verhaltensbiologie: Mit Testosteron zum Sieg?, Uni Wien 2013. https://medienportal.univie.ac.at/uniview/forschung/detailansicht/artikel/verhaltensbiologie-mit-testosteron-zum-sieg/#:~:text=Die%20Verhaltensbiologin%20Katharina%20Hirschenhauser%20von,Testosteronspiegel%20als%20nach%20einer%20Niederlage (13.7.2023)

18 R Bendera et al., The Regulatory Effect of Biogenic Polyamines Spermine and Spermidine in Men and Women, Open Journal of Endocrine and Metabolic Diseases, 2019.
19 AP Shukla et al., Carbohydrate-last meal pattern lowers postprandial glucose and insulin excursions in type 2 diabetes, BMJ Journals Open Diabetes Research&Care, Clinical Care/Education/Nutrition, 2017.
20 M Santos-Hernández et al., Intestinal Signaling of Proteins and Digestion-Derived Products Relevant to Satiety, Journal of Agricultural and Food Chemistry, 2018.
21 S Gallus et al., Does pizza protect against cancer? Int J Cancer, 2003, 107(2): 283-4.
22 AC Hackney, Testosterone responses to intensive interval versus steady-state endurance exercise, J Endocrinol Invest,
23 P Singh, The impact of yoga upon female patients suffering from hypothyroidism, Complementary Therapies in Clinical Practice, Volume 17, Issue 3, August 2011, 132-134. / CC Streeter et al., Effects of Yoga Versus Walking on Mood, Anxiety, and Brain GABA Levels: A Randomized Controlled MRS Study, The Journal of Alternative and Complementary Medicine, 2010; 100819060353058 DOI: 10.1089. / MC McCall et al., How might yoga work? An overview of potential underlying mechanisms, J Yoga Phys Ther 2013; 3: 130.
24 JC Basso et al., The Effects of Acute Exercise on Mood, Cog nition, Neurophysiology, and Neurochemical Pathways: A Review, Brain Plast. 2017; 2(2): 127–152.
25 University Of Michigan, »Movies Can Raise Or Lower Hormone Levels.« ScienceDaily, 23 July 2004. Online: www.sciencedaily.com/releases/2004/07/040722085905.htm.
26 C Quiroga Murcia, Emotional and Neurohumoral Responses to Dancing Tango Argentino: The Effects of Music and Partner, Music and Medicine, I-2009, 14-21.
27 The Mind Lab. (N. N.), A Study Investigating the Relaxation Effects of the Music Track Weightless, University of Sussex, Science Park Square Falmer, 2011.

28 D Wouter et al., Cold-Activated Brown Adipose Tissue in Healthy Men, N Engl J Med (2009; 60: 15008).
29 A Newberg et al., Cerebral blood flow during meditative prayer: preliminary findings and methodological issues, Percept, Mot Skills, 2003.